깐깐 Dr. 조애경의

# 뷰티
# 멘토링

깐깐 Dr. 조애경의
# 뷰티 멘토링

ⓒ 조애경
**초판 1쇄 발행** 2012년 1월 25일

**지은이** 조애경
**일러스트** 배선아
**디자인** 한혜진
**펴낸이** 김철식
**펴낸곳** 모요사
**출판등록** 2009년 3월 11일(제410-2008-000077호)
**주소** 411-762 경기도 고양시 일산서구 가좌3로 45 203동 1801호
**전화** 031-915-6777
**팩스** 031-915-6775
**이메일** mojosa7@gmail.com

**ISBN** 978-89-97066-05-6 13590

깐깐 Dr. 조애경의

# 뷰티
## 멘토링

Beauty mentoring

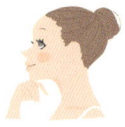

조애경 지음

모요사

## 조애경 박사님은
## 나의 피부 주치의이자 건강 주치의!

이제는 나의 든든한 피부 주치의이신 조애경 박사님과 인연을 맺은 지도 거의 십여 년이 되어간다. 쌓아온 인연의 세월이 길다 보니, 아이들의 생일파티나 부모님의 칠순잔치까지 챙겨서 참석할 정도로 가까운 사이가 되었고, 나뿐만 아니라 우리 아이들, 아내, 장모님까지도 조박사님의 병원을 드나들며 우리 가족 모두의 건강을 맡기고 있다.

처음 조애경 박사님의 병원을 방문했을 때는 1998년경이었는데, 그때는 피부를 적극적으로 관리하자고 결심하기 전이었다. 당시 방송 스케줄이 빡빡하다 보니 늘 몸이 피곤했고 건강에 적신호가 왔다. 이래서는 안 되겠다 싶어 조애경 박사님의 병원을 찾았는데, 영양주사도 놓아주고 미네랄 균형을 맞춰주는 등 한 번 반짝하는 시술이 아니라 꾸준히 건강을 관리할 수 있는 방법을 알려주셨다. 마침 조애경 박사님이 뷰티 관련 전문의였기에, 안 그래도 좋지 않은 피부 때문에 고민이 많았던 나는 조애경 박사님을 한 번 뵙는 것만으로도 일석이 조의 효과를 볼 수 있었다. 특히 조 박사님은 단지 피부의 겉만 돌봐서는 지속적일 수 없다는 점을 강조했고, 속부터 건강을 챙겨야 한다는 말씀이 머릿속에 깊이 남았다.

그렇게 조 박사님께 내 피부를 맡기고 몇 개월이 지나자 주변에서 부쩍 피부가 좋아졌다는 얘기를 듣게 되었다. 나 스스로도 피부가 좋아졌다는 것을 느낄 정도였으니, 그 변화가 눈에 띄었다. 물론 술자리를 즐기는 나의 생활습관이 달라졌다면 더 큰 효과를 봤겠지만, 그 역시 포기할 수 없는 내 생활의 일부이니 어쩌겠는가.

그래도 달라진 것이 있다면 평소에 물을 많이 마시라는 지침과 술을 마신 날에도 이중 세안을 하는 것만큼은 꼭 지키려고 노력하고 있다. 예전에는 바쁘고 귀찮으면 대충 넘어갔는데, 이것만이라도 지키자고 결심한 뒤로는 습관처럼 지키게 되었다.

조애경 박사님이 새로 출간하는 책에는 피부 관리에 관한 거의 모든 문제해결법이 담겨 있다. 특히 잘못된 생활습관을 고치는 것만으로도 피부가 좋아질 수 있다는 것을 나 역시 경험해본 터라, 이 책이 많은 독자들에게 '피부의 정석'으로 활용되기를 진심으로 바란다.

2012년 1월에

영화배우 임창정

피부만 가꾼다고
피부 미인이 될까?


    아름다운 외모를 간직하는 것, 날씬한 몸매를 유지하는 것, 건강하게 사는 것은 누구에게나 로망이지만 단시간에 쉽게 얻기는 힘들다. 하지만 자신의 몸조차 제대로 관리할 수 없는 바쁜 우리의 현실. 어느 날 문득 거울을 보면 한숨이 절로 나온다. 시간이 없다는 핑계로 생활하는 것, 먹는 것, 자는 것까지 방해 받으며 스트레스로 가득한 하루하루를 살다 보면 어느새 칙칙한 피부, 일그러진 얼굴, 망가진 몸, 바닥까지 기운이 떨어진 자신을 발견하게 된다.

    그런데 우린 정말로 그렇게 바쁜 걸까?

    바쁘다고 말하는 자신의 하루를 한번 냉정하게 살펴보면, 실제로는 게으르거나 귀찮아서 하지 않는 경우가 의외로 많다. 인생을 살다 보면 무엇 하나 스스로의 노력 없이 얻어지는 것은 없다는 것을 알게 된다. 그중에서 가장 소중한 자신의 몸과 건강은 더욱 그러하다. 가끔은 자신이 매달리고 있는 일 때문에 어쩌면 그보다도 더 소중한 자신의 몸과 마음이 방치되고 있지는 않은지 돌아보아야 한다. 실제로 우리는 매일 눈 뜨기 시작하면서 전쟁 같은 하루를 살고 밤을 마감할 때까지 무엇보다 우리 몸이 소중하다는 사실을 까맣게 잊어버리곤 한다. 하지만 자신을 위해 먹는 것, 바르는 것, 생활하는 것, 주변 환경 등의 사소한 일상을 조금씩만 개선한다면, 굳이 고가의 돈을 지불하지 않아도 예쁜 피부, 날씬한 몸매, 건강을 오래 간직할 수 있다는 진리를 다시 한 번 되새길 필요가 있다.

하루 대부분의 시간을 진료실에서 지내다 보면 비슷한 내용의 고민과 상담을 수없이 듣게 된다. 그중 대부분은 안타깝게도 타고난 문제라기보다 바쁘다는 이유로 자기 관리에 소홀했던 자신에게 그 원인이 있었다. 조금은 답답하고 안타까운 마음에, 또한 그러한 시절을 나 자신도 겪은 적이 있기에, 고가의 시술을 권하기보다는 망가지고 잘못된 생활습관을 점검하고, 하루하루 실천하는 데일리케어의 중요성을 핏대 올려 강조하게 되었다.

그러한 임상 경험들이 쌓이면서, 나의 본분은 이런 사람들이 더 망가지지 않도록 알려주는 것이라는 확신과 신념을 갖게 되었다. 일정이 바쁘더라도 뷰티 잡지들이 원고를 요청하면 최대한 내가 아는 상식과 의학적 지식을 전달하려고 애썼고, 이를 계기로 뷰티 책도 쓰게 되었다. 처음 출간했던 책 『W뷰티』는 그러한 고민의 결과물이었다.

우리가 알고 있는 뷰티 상식의 원칙과 원리를 알려주고 싶은 마음에 하나하나 꼼꼼하게 설명해주고, 비단 피부만 가꾼다고 피부 미인이 될 수 없다는 진리를 글로 쓰고자 노력했다. 그러다 보니 하루 이틀에 읽기에는 꽤 벅찬 양의 원고가 모였고, 내용도 다소 전문적인 양상을 띠게 되었다. 그래서 이번에는 좀 더 많은 독자들에게 더 쉽게 내용을 전달할 수 있는 책을 준비하게 되었다. 전작이 이론편이라면 이번 책은 실천편에 가깝다고 할 수 있다. 나 스스로도 잘못된 방법과 나쁜 습관을 가져본 적이 있고, 이제는 하루 중 잠시의 시간이라도 쪼개서 나를 위해 투자한다면 몰라보게 달라진 변화를 가져올 수 있다는 것을 경험했던 터라 생생한 해결책을 제시할 수 있겠다는 자신감도 생겼다. 이번 책에서는 무분별한 정보의 홍수 속에서 미아처럼 헤매는 독자들에게 일상에서 실천할 수 있는 토털 뷰티 케어를 위한 방법을 알려주고자 노력했다. 피부는 우리 몸의 일부로 유기적인 관계에 놓여 있음을, 그래서 좋은 생활습관을 가지고 매일 틈틈이 노력하는 것이 미래의 노화를 늦추고 오랫동안 젊음을 유지할 수 있는 가장 좋은 방법임을 쉽게 설명하고자 애썼다.

이 책은 우리가 일상에서 흔히 접하는 문제들, 이를테면 어느 날 솟아오른 뾰루지나 여드름부터, 맑은 피부를 유지하게 해주는 이중 세안, 동안 얼굴을 유지하는 법, 건강하게 다이어트 하는 법, 사계절 달리하는 피부 관리, 속부터 건강하게 챙기는 이너뷰티까지 피부 미인이 되고자 애쓰는 이들이 늘 애매해하고 궁금해하는 문제들을 질문과 답변 형식으로 뽑아 정리했다. 그리고 사소하지만 지금 당장 하지 않으면 안 되는 것들을 계절별, 월별로 모아 독자들이 어렵지 않게 실천할 수 있도록 했다. 고액 과외를 몇 개씩 하는 것보다 매일 예습 복습을 잘해야 정말 실력 있는 학생이 되는 것처럼, 이 책을 읽는 독자들이 고가의 화장품이나 고가의 시술보다 꾸준한 자기 관리로 아름다움뿐만 아니라 건강과 자신감까지 얻기를 바라며 이 책을 엮었다.

이 책을 만들기까지 애써주신 모요사출판사의 편집부와 사랑하는 친구 황경신 작가에게 감사의 뜻을 전하며, 늘 응원하고 지켜주는 가족들과 언제나 나를 믿고 지지하며 신념과 용기를 주는 데 인색하지 않으신 나의 어머니께 이 책을 바친다.

2012년 새해에
조애경

**차례**

## Part 1. 봄

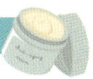

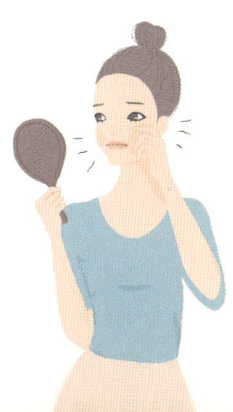

# Part 3. 가을

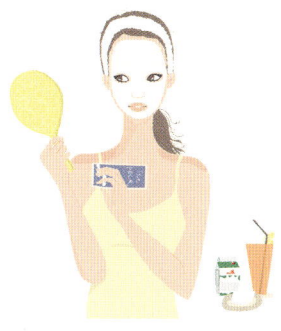

건조한 바람과 찬 겨울 공기로
거칠어진 피부는
기온이 올라가면서 평소보다 각질이 늘어나고,
황사와 꽃가루 등 미세먼지 농도가 높아져
피부 트러블과 각종 알레르기가 기승을 부리기 쉽다.
또한 자외선 강도가 세지기 때문에
피부 색소와 잔주름도 쉽게 만들어질 수 있으니,
그 어느 때보다 피부 관리에 소홀해서는 안 된다.
피부에 많은 영양을 공급해주고
세안에도 세심한 주의를 기울여야 한다.
신경 써야 할 것이 많으므로
꼼꼼하게 체크해
봄꽃처럼 부드럽고 화사한 피부로
거듭나보자!

spring

봄

# 3월

:: march

" 화사하게 봄을
맞이하는 피부,
속부터 탄탄하게,
안색을 개선하자"

# 봄맞이 화장품 In & Out이 궁금해요!

Q 뷰티박사님, 벌써 완연한 봄이네요. 저는 겨울에 샀던 화장품을 아직 계속 쓰고 있는데, 어느 날 동생이 보더니 다 버려야 할 쓰레기라며 잔소리를 늘어놓더군요. 계절이 바뀌면 화장품을 다 바꿔야 하나요?

– 천호동 허브티

A 천호동 허브티 님, 동생 잔소리가 듣기 싫었나 보군요. 물론 계절이 바뀌었다고 기존에 쓰던 화장품을 다 버려야 하는 것은 아니에요. 봄이 되면 자외선이 강해져 덩달아 피부 손상도 증가하고, 날씨가 따뜻해지면서 피지 분비도 증가하는 등 피부는 급격한 변화를 겪게 되지요. 그뿐인가요, 황사와 미세먼지, 꽃가루 같은 외부 공격에 무방비로 노출되는 동시에 일교차가 심해 피부는 자칫하면 맥없이 무너지기 쉬운 상태가 되어버리죠.

이처럼 봄철의 기온 상승과 자외선 자극은 피지 분비를 증가시키고 피부 저항력을 떨어뜨려 묵은 각질이 쌓이면서 트러블이 일어나기 쉽습니다. 한편으론 색소가 침착되어 안색이 칙칙해지고 탄력이 급격히 저하되어 주름도 곧잘 눈에 띄는 시기가 봄철입니다. 그러니 겨울과는 다른 업그레이드된 관리가 필요하고, 화장품도 이에 대비할 수 있는 것을 사용해야 하는 것이지요.

Q 옷 정리도 아니고 계절에 따라 화장품도 정리해야 한다니, 겨울옷은 넣어뒀다 다음 철에 입을 수나 있지, 그럼 멀쩡한 화장품을 버리란 말씀이세요?

A 우선 겨울에 사용하던 것 중에서 사용하지 않는 건 과감하게 정리하는 것이 좋습니다. 봄철엔 여러 가지 외적 자극이 많아지고 피지 분비도 늘고 자외선 강도도 높아지기 때문에 겨울에 쓰던 것이 맞지 않기도 하지만, 이 또한 자신의 피부 타입을 함께 생각해야 해요. 극건성 피부라면 피지 분비보다 보습과 유분 관리에 여전히 신경 써야 하고, 지성 피부라면 기름 성분이 들어 있는 영양 크림을 산뜻한 질감의 크림이나 모이스처라이저로 바꿔주는 것이 좋겠지요. 그래도 망설여진다고요? 일단 몇 번 사용한 샘플은 과감하게 버리세요. 샘플이 유효기간이 길지 않다는 건 알고 계시죠? 그리고 마스카라나 아이라이너도 가을, 겨울 지나며 석 달 이상 사용하지 않았거나 얼마 남지 않았다면 새것으로 교체하는 게 좋아요. 대개 서너 달이 지나면서 굳어지고 세균이 생길 수 있으니까요.

**Q** 와, 화장품을 전부 새로 사야 할 것 같은데요?

**A** 새로 구입한다고 생각하기보다는 봄철이 되면서 피부 관리
를 위해 꼭 필요한 것들이 뭘까를 생각해보세요. 대체로 봄철
에 일어나기 쉬운 건조, 각질, 트러블, 민감성, 칙칙함, 탄력 저하 등
에 초점을 맞추면 선택이 쉬워져요. 가장 먼저 떠올릴 수 있는 건 자
외선 차단제예요. 자외선 차단제도 계절과 상황에 맞는 걸 따로 사용
하는 것이 이상적이죠.

3~5월은 일조량이 1.5배
까지도 증가하기 때문에
겨울철에 비해 자외선 차
단 강도가 높은 것을 써
야 합니다. 특히 야외 활
동이 잦다면 반드시 SPF
지수가 45 이상인 것을
선택해야 해요. 그 외에
도 계절이 변하는 시기에
불안정한 피부를 집중 관
리해주는 집중 스페셜 케
어 제품이나 건조해진 피
부를 위한 초보습 제품,

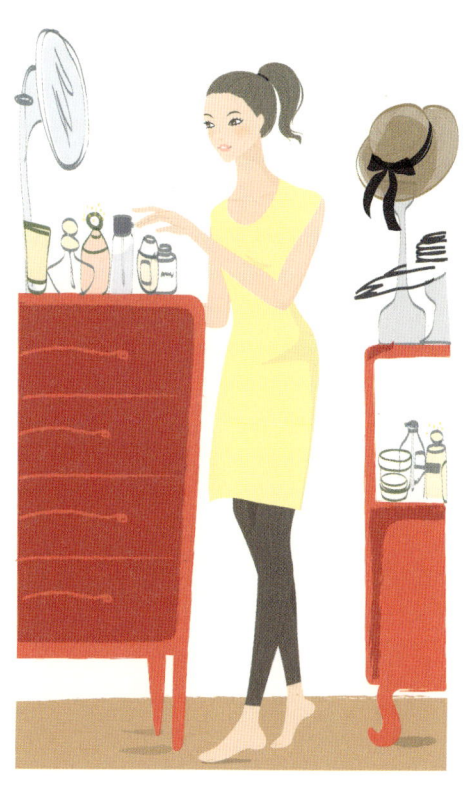

화이트닝 제품, 피부의 세포 재생을 도와주는 안티에이징 제품, 산뜻한 질감의 클렌저와 프레시 토너 등이 봄철에 필요한 제품들이죠.

Q 우와, 숫자까지 나오니 왠지 어렵게 느껴지는데요. 그냥 똑 부러지게 '봄에 맞는 화장품을 고르는 원칙' 같은 게 있나요?

A 맙소사, 어렵다고요? 그럼, 봄철 피부 관리의 초점은 각질 제거, 피지 조절, 피부의 청결 유지라고 머리에 일단 새겨둡시다! 그리고 봄엔 어떤 화장품을 써야 할지, 화장품 종류만 떠올리지 말고, 봄에 맞는 피부 관리는 뭘까를 가만히 생각해보세요. 그러면 무엇을 해야 할지, 어떤 제품을 사용해야 할지 답이 나와요.

봄에는 피부가 건조해지고 민감해진다고 했죠? 그러니 자극적인 스크럽이나 마찰이 심한 클렌징은 피하는 게 좋아요. 효과적으로 각질을 제거하려면 피부가 가장 지쳐 있는 저녁시간에 스팀타월로 모공을 열어준 뒤, 클렌징과 함께 각질을 제거하는 게 포인트예요. 피부가 거칠어지고 피지 분비도 많아지는 시기이니 영양과 재생을 위해 일주일에 1회 이상 마사지를 해주면 금상첨화죠. 자, 이제 봄에 맞는 화장품들이 왜 필요한지 조금은 이해가 되셨나요?

**beauty tip!**

## 봄철, 사용하지 않는 화장품 한 번에 정리하는 법!

화장품을 사용할 때 손으로 덜어내면, 외부의 오염물질이 들어가 세균이 번식하거나 변질될 수 있으니 반드시 조금씩 덜어서 사용해야 한다. 또한 어떤 제품이건 유통기한이 있기 마련이니 괜히 아껴두다가는 오히려 낭패를 볼 수 있다. 개봉하지 않은 제품은 통풍이 잘 되고 서늘한 곳에 잘 보관한다면 30개월 정도까지는 사용이 가능하다. 하지만 기능성 제품은 1년이 지나면 주요 성분이 산화되었을 가능성이 높다. 겨울 동안 사용했던 영양 크림이나 나이트 크림 역시 개봉한 뒤 많이 쓰지 않아 오래되었다면 사용하지 않는 것이 트러블을 막는 방법이다. 특히 물과 기름이 나뉘어 있거나 색이 부분적으로 변했다면 내용물도 변질되었을 가능성이 높으니 과감히 정리하는 게 좋다. 크림의 유효기간은 개봉 전이면 2~3년 정도지만 개봉한 뒤라면 3~6개월 정도로 짧아진다. 보습을 위해 사용한 에센스와 같은 젤 타입 화장품도 공기에 한 번 노출되고 나면 변하기 쉬우므로 주의해서 사용하고 점도가 변한 경우라면 과감하게 버리는 것이 좋다.

# 갑자기 안색이 칙칙해졌어요!

Q 뷰티박사님, 나이는 못 속이는 걸까요? 요즘 부쩍 피부색이 칙칙
해 보여요. 햇볕에 타거나 그런 건 아니에요. 술도 잘 안 마시고
요. 그런데 화장을 하지 않고 가면 어디 아프냐는 얘기나 듣고… 잡티가
는 것 같기도 하고… 뭐가 문제인 걸까요?

– 방배동 초콜릿봉봉

A 방배동 초콜릿봉봉 님, 관리만 잘하면 얼마든지 나이는 극복
할 수 있죠. 그러기 위해선 안색을 화사하게 하는 게 관건이
겠죠? 피부색이 어두워 보이는 건 여러 가지 이유가 있어요. 색소가
침착되어 그럴 수도 있고, 불규칙한 피부 표면 때문에 칙칙해 보일
수도 있어요. 타고난 피부색은 개인차가 있지만, 원래 피부에 기미,
잡티, 주근깨 등이 생기면 피부가 투명해 보이지 않고 안색도 어두워
지죠. 피부 표면이 불규칙하다는 건 피부에서 각질이 제대로 떨어져
나가지 못한 경우를 말해요. 그럴 경우 피부 재생이 제때 이루어지지
못하기 때문에 오래된 세포들이 묵은 각질로 쌓여 피부가 칙칙하고

매끄럽지 못하게 되지요.

Q 각질 때문에 피부가 칙칙해진다고요? 그건 잘 몰랐네요.

A 피부가 칙칙하고 얼룩덜룩하게 보이는 건 두터워진 각질층
이 음영을 만들기 때문이에요. 물론 주범은 자외선이죠. 자외
선이 멜라닌 색소를 생성시켜 잡티를 만든다는 건 잘 알려진 사실이
지만, 자외선을 받게 되면 피부를 보호하기 위해 각질층이 두꺼워진
다는 건 잘 몰랐을 거예요. 건강한 피부라면 자외선에 그을린 피부가
30~60일이 지난 뒤에 각질화되어 떨어져 나가고 원상태로 돌아오지
만, 피부 노화가 시작되었거나 신진대사가 떨어진 피부는 그 과정이
제대로 이루어지지 않아 결국 각질층이 두터워지는 거지요.

Q 피부 신진대사가 떨어진다는 건 무슨 뜻인가요?

A 쉽게 말해서 피부 면역력이 떨어지는 거라고 할 수 있어요.
어릴 때는 뾰루지가 나도 흔적 없이 치유되고, 아무리 오랜
시간 야외 활동을 해도 기미가 생기거나 각질이 늘지 않죠. 그런데
노화가 시작되면 피부 재생이 잘 이루어지지 않고 면역력도 저하된
답니다. 그래서 나이가 들어서 부쩍 피부색이 칙칙해졌다고 호소하
는 사람들이 많아요. 하지만 단순히 나이가 들어서라기보다는 균형

이 깨진 영양 섭취나, 불규칙한 생활, 스트레스, 수면 부족, 물을 적게 먹는 습관 같은 것도 복합적으로 작용해서 혈액순환이나 신진대사를 떨어뜨리지요. 그러니까 나이가 젊어도 면역력이 떨어지면 같은 자극을 받아도 이겨낼 힘이 없기 때문에 각질이 잘 배출되지 않아 안색이 나빠지고 색소 침착도 심해지는 거죠.

Q 생활습관이란 게 일시에 바꾸기도 어렵지만, 또 바꾼다고 효과가 금방 나타나는 것도 아니잖아요. 화장으로 커버할 수 있는 방법은 없나요?

A 결론부터 말한다면 소위 '화장발'도 피부가 좋아야 잘 받아요. 피부가 안 좋은 상태에서는 화장이 잘 먹지 않고, 오히려 피부가 더 칙칙해 보일 수도 있어요. 화장으로 안색 개선 효과를 보려면 보습이 가장 중요한데, 면역력이 떨어진 피부는 수분 보유능력도 저하되기 때문에 색조화장을 해도 맑아 보이지 않죠. 피부색을 결정하는 요인 중에 원래 가진 피부톤이 70% 정도 영향을 미친다면 나머지 30%는 피부 결에 달려 있어요. 피부에 수분이 풍부하면 피부 결도 섬세하고 매끄러워져서 더 화사해 보이거든요. 피부 결은 수분을 얼마나 머금고 있느냐에 따라서 달라져요. 피부가 수분을 잃으면 자외선이나 대기 중의 오염물질들에 대한 방어능력을 상실하기 때문에 노화가 시작되고 피부색도 어두워지게 되지요.

**Q** 제 친구는 요새 헬스를 꾸준히 하더니 피부가 눈에 띄게 환해졌어요. 운동도 피부와 관련이 있나요? 운동해서 땀을 흘리면 그만큼 수분을 잃는 거잖아요.

**A** 앗, 그렇게 생각할 수도 있겠군요, 하하. 앞서 안색이 칙칙해지는 이유 중 하나가 피부의 신진대사가 떨어지기 때문이라고 했지요? 운동을 하면 우선 신진대사가 활발해져서 몸의 순환이 개선되고 피부 노폐물도 잘 제거됩니다. 노폐물이 쌓이지 않으면 각질이 쌓이지 않아 칙칙함이 개선되죠. 또 산소와 영양 공급이 좋아지니 피부 저항력이 높아져 멜라닌 색소의 침착도 덜하고요. 게다가 운동은 노화와 함께 감소되는 성장호르몬이나 성호르몬의 분비를 활발하게 해서 노화 속도도 늦춰줘요.

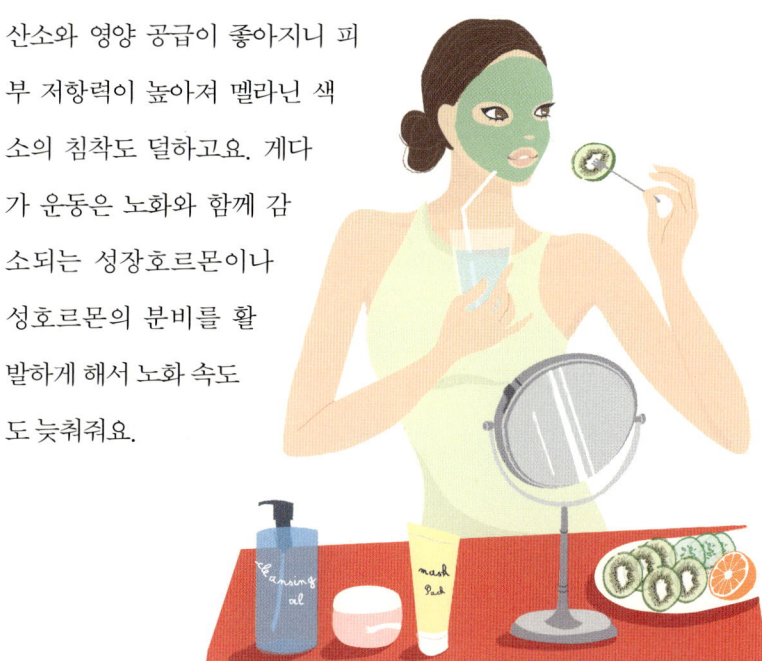

몸이 건강하고 혈액순환이 활발한데다 노폐물의 대사가 원활하다면 당연히 피부 면역력도 좋아지고 재생 사이클도 빨라지겠죠? 아, 물론 야외운동이라면 자외선 강도가 높은 낮 시간은 피해야 하고 수분 섭취에도 신경 써야 하지요. 비타민과 미네랄이 풍부한 식품을 섭취하는 것도 잊지 마세요!

**Q** 그럼 피부가 칙칙해지기 전에 예방하려면 어떻게 해야 할까요?

**A** 뽀얀 피부색을 유지하기 위해 가장 중요한 건 자외선 차단입니다. 색소를 침착시키는 주요 원인이 되는 자외선을 꼼꼼히 차단해주고, 같은 자외선에 노출되어도 신진대사가 떨어지지 않도록 충분한 수분 섭취와 적절한 보습제 사용을 철저히 지키는 것이 중요합니다. 되도록 숙면을 취하고 항산화제가 풍부한 영양소를 섭취하고 금연과 금주를 하는 것이 좋아요. 또 노화가 진행되면 피부의 재생 속도도 그만큼 느려지니, 미백을 위해서도 보습, 영양, 각질 제거, 클렌징 등 기초적인 관리가 무엇보다 중요하지요.

**beauty tip!**

## 화사한 안색을 유지하기 위한
## 생활실천법

**자외선 차단** 자외선에 노출된 피부는 멜라닌 색소를 생성시키므로 자외선 차단을 꼼꼼히 하는 것은 기본 중의 기본. 외출 시 메이크업은 하지 않더라도 자외선 차단제는 반드시 바르는 습관을 들이자.

**똑똑한 각질 제거** 피부가 자외선으로부터 공격을 받으면 자신을 보호하기 위해 멜라닌 색소와 각질층을 더 많이 만들어낸다. 두꺼워진 각질은 아무리 좋은 기능성 제품을 사용하더라도 피부에 제대로 흡수되지 않아 피부색이 더 칙칙해지는 악순환이 반복된다. 일주일에 한 번 피부 자극이 적은 방법으로 각질을 제거하자.

**피부를 맑게 하는 이너뷰티** 피부에 좋은 음식을 섭취하고 건강한 생활을 하는 것이 피부 재생과 저항력을 높여 안색을 개선하는 데 도움을 준다. 피부색 개선에 효과적인 비타민 C가 풍부한 키위, 감귤류, 토마토 등의 과일과 시금치, 오이 등의 녹황색 채소를 충분히 먹자. 한편 토코페롤이 함유된 비타민 E도 세포막 손상을 예방해 지친 피부세포를 치료하고 보습 효과를 기대할 수 있다.

**스트레스나 음주, 흡연은 금물** 아무리 관리를 잘해도 과로, 폭음, 흡연과 함께 스트레스가 과하다면 밑 빠진 독에 물 붓기나 다름없다. 신진대사의 이상을 가져와 색소를 악화시키거나 착색을 촉진시키기 때문이다. 평소 규칙적인 생활과 운동으로 스트레스를 줄여 즐겁게 생활하는 습관을 기르자.

## 성인 여드름은 현대 여성의 병!

35세의 L씨는 마케팅 회사에서 팀장을 맡고 있는 유능한 직장 여성이다. 그런데 나이가 들어도 여드름이 없어지지 않아 스트레스가 심하다고 토로했다. 이처럼 나이가 들어서도 여드름이 나는 경우를 최근 미혼의 직장 여성들에게서 쉽게 찾아볼 수 있다. 이는 어쩌면 시대적 산물일지도 모른다. 현재 50대 후반이 넘은 부모님 세대는 서른 너머까지 결혼하지 않으면 큰일 나는 것으로 알던 세대라 이미 서른 전후에는 아이가 둘, 셋은 있었다. 아이가 둘 이상 되면 이미 얼굴을 자주 만질 시간도 없고, 밥 챙겨 먹이고, 기저귀 빨고, 세탁과 청소 등으로 하루가 어떻게 지나가는지도 모르게 지나간다. 그런 그녀들에게 화장은 사치였고, 나가서 친구를 만나 술자리를 갖는 일은 생각조차 할 수 없었다. 그러니 그 나이에 여드름이 나는 일도 없었다. 하지만 시대가 변해 늦게 결혼하는 여성이 많아지고 사회 활동을 하는 경우가 많아 아침부터 화장을 하고, 업무 스트레스에 시달리며, 자주 얼굴을 만지고, 전화를 받는다. 저녁에는 업무상 회식에 음주로 이어지고 사서 먹는 음식은 가공식품과 단순 당질이 많으니 피부에 좋을 것이 없다. 여성들의 변화된 라이프스타일이 나이가 들어서도 여드름이 나는 현상을 불러온 것이다. 하지만 과거에는 안티에이징 제품이나 화이트닝 제품은커녕 자외선 차단제도 제대로 바르지 않았기 때문에 30대가 지나서 40~50대에 이르면 지금의 그 나이에 비해 노화가 빨리 오는 불편한 진실도 있다.

# 먹으면 예뻐지는 화장품이 있다고요?

Q 뷰티박사님, 한동안 먹지 말고 피부에 양보하라는 화장품 광고가 유행하더니, 요즘은 또 바르지 말고 먹으라고 하는 게 유행인가 봐요? 제 친구가 얼마 전부터 TV에서 광고하는 수분 보충제를 먹기 시작했거든요. 그 말을 들어서인지 친구 얼굴이 더 촉촉해 보이는 것도 같고 윤기가 도는 것 같더라고요. 그런데 '먹는 화장품'이라는 게 뭔지 아직도 잘 모르겠어요.

– 용강동 산소마스크

A 용강동 산소마스크 님, 우리 몸은 자외선이나 유해물질의 공격을 받거나 스트레스를 받으면 세포를 손상시키는 독성산소를 만드는데, 이것이 몸을 공격하면 각종 질병과 암을 일으키는 원인이 되고 피부를 공격하면 노화와 주름, 색소를 만들게 된답니다. 이러한 유해산소를 이겨낼 수 있는 식품이 항산화제입니다. 항산화제를 꾸준히 섭취하면 질병에 걸리는 비율이 줄고 암을 예방할뿐더러, 피부에서는 노화 방지, 미백, 혈액순환과 신진대사 개선 등의 효

과를 볼 수 있어요. 피부 저항력을 키우는 비타민, 미네랄, 항산화식품 등 먹어서 아름다워지는 영양소를 '먹는 화장품'이라고 부르는 이유는 그 때문입니다. 또 이처럼 피부 속 건강을 챙기는 걸 이너뷰티라고 하지요.

Q 그러니까 말이 '먹는 화장품'이지 결국 영양이 풍부한 식단을 짜서 평소에 잘 먹으면 굳이 이너뷰티 제품의 도움을 받지 않아도 되지 않을까요? 아직 서른도 안 됐는데 어쩐지 벌써부터 보조제에 의지해야 한다니 서글퍼서요.

A 어머나, 서글프다니요, 그렇게 생각하실 것까진 없어요. 우리가 아무리 고가의 화장품을 바르고 젊어 보이기 위한 비싼 시술을 받는다 해도 우리 몸이 건강하지 않으면 피부에 다 나타나게 마련이죠. 전신 피로나 영양 불균형 등으로 피부 면역기능이 떨어진 상태라면 우리 몸의 신진대사가 저하되어 각질이 쌓이고, 자외선이나 유해물질에 대한 저항력도 떨어져 자연히 색소와 잔주름이 늘어 노화가 앞당겨지지요. 산소마스크 님의 말씀처럼 균형 잡힌 식생활을 하고 규칙적인 생활습관을 갖고 있다면 굳이 이너뷰티의 도움을 받을 필요가 없을지도 몰라요. 하지만 우리는 과거에 비해 천연식품보다 가공식품을 월등히 많이 먹고 있고 그나마도 환경호르몬이나 농약, 중금속 성분 등에 많이 노출되어 전보다 섭취하는 영양소는 줄어

들었다고 볼 수 있어요.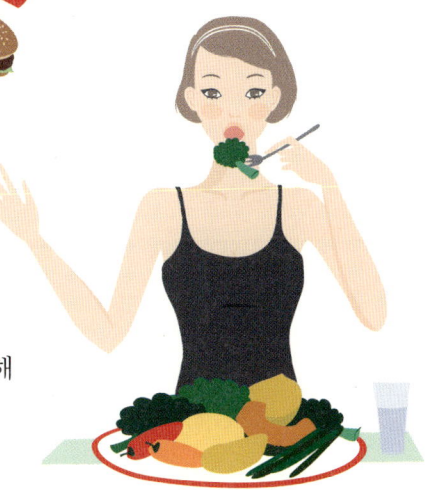
같은 천연식품이라 해도
공해가 없던 50년 전의 식
품에 든 영양소와 오늘날의
식품에 든 영양소를 비교하면
절반 정도밖에 되지 않는다고 해
요. 즉 먹는 양이 예전과 똑같다고 해
도 취할 수 있는 영양분은 그에 못 미
친다는 뜻이죠. 그래서 건강은 물론
미용을 위해서도 비타민과 미네랄을 더 많이 섭취할 필요가 있고, 음
식으로는 충분히 섭취하기 어려운 히알우론산, 세라마이드, 콜라겐
등의 성분이 함유된 이너뷰티 제품을 섭취하는 게 이상한 일은 아니
지요.

**Q** 화장품도 너무 많은 제품이 쏟아져 나와서 제대로 파악하려면 정
신이 없을 지경인데, 먹는 화장품까지 챙겨 먹어야 한다니, 뭘 어
떻게 먹어야 하는 거죠?

**A** 제품에 눈길을 돌리기 전에 우리 몸에 어떤 문제가 있는지,
무엇이 부족한지를 잘 들여다봐야 해요. 예를 들어 기미나 잡
티가 생겼다면, 양질의 식사를 하고 있는가, 스트레스는 없는가, 카

페인이나 약물, 음주, 흡연 등은 심하지 않은지를 점검해봐야 해요. 이때는 노폐물 배출과 대사를 돕는 고구마나 연근 등의 뿌리채소가 도움이 됩니다. 늘 피곤하고 기운이 없다면 아침밥을 꼭 챙겨 먹어 두뇌와 내장의 활동이 활발해지도록 하고 비타민, 미네랄, 플라보노이드, 사포닌 등을 함유한 명일엽을 즙을 내어 먹으면 좋고요. 그래도 개선이 되지 않으면 이너뷰티 제품을 사용해볼 수도 있지요.

Q 박사님, 문제는 스스로 발견할 수 있다손 쳐도 제가 의사도 아닌데 뭐가 부족해서 생긴 문제인지는 어떻게 알 수 있을까요?

A 하하, 말씀을 듣고 보니 그렇네요. 그럼 흔히 나타나는 증상 몇 가지와 그에 따른 이너뷰티 처방을 몇 가지 말씀드릴게요. 피부가 건조하고 각질이 많아졌다면 수분과 비타민 C의 공급이 필요한 거예요. 이때는 녹차를 수시로 마셔 수분을 보충하고 콜라겐 형성을 돕는 비타민 C도 함께 섭취하는 게 좋습니다. 콜라겐 성분이 있는 닭 가슴살이나 돼지 살코기, 또 브로콜리 같은 녹색 채소를 충분히 섭취하세요. 피부 탄력이 떨어지고 잔주름이 늘었다면, 단백질 음식을 섭취해 탄력 저하를 막고, 아연이 풍부한 굴, 조개, 꽃게가 성장호르몬 분비를 도와주니 함께 먹으면 좋답니다. 뾰루지가 나고 피지가 많아졌다면 노폐물 배출이 제대로 되지 않고 있는 것이니 식이섬유가 풍부한 토마토, 사과, 현미밥 등을 먹으면 좋고 해독작용이 있는

석류도 도움이 됩니다. 또 몸 이곳저곳에 살이 찌는 셀룰라이트가 걱정이라면 과자나 케이크, 빵 같은 밀가루 음식 대신 과일이나 채소 같은 섬유질이 풍부한 식품을 섭취하도록 하세요. 그리고 끼니를 거르면 다음 식사에 폭식을 하게 되니 세끼를 제대로 챙겨 먹어야 한다는 걸 꼭 기억해두시고요.

# 나이에 따라 보충이 필요한
# 영양소와 식품

### 20대 피부

Problem → 불규칙한 생활, 무리한 다이어트로 피부 노화가 시작되며, 잘못된 생활습관으로 잡티, 여드름 등 트러블이 생긴다.

Supplement Solution → 가장 좋은 것은 규칙적인 생활과 고른 영양 섭취이지만 여건상 쉽지 않은 경우 이너뷰티를 위해 종합비타민제를 복용한다. 신선한 과일과 채소를 하루에 4~5접시 섭취하고 비타민 C 보충제를 1g 정도 보충해주는 것도 효과적이다.

### 30대 피부

Problem → 피부색이 칙칙해지고 기미, 주근깨 등의 트러블과 잔주름, 피부 처짐이 나타난다.

Supplement Solution → 30대는 스트레스가 가장 많은 시기인데, 비타민 B군은 스트레스를 받으면 빠르게 고갈된다. 종합비타민제를 복용하는 한편 안티스트레스 영양소인 비타민 B5와, 칼슘과 칼슘의 흡수를 도와주는 마그네슘을 섭취한다. 또한 빈혈이 있다면 철분 보충제를 먹되 아연이 풍부한 식품도 함께 섭취하는 것이 좋다.

### 40대 피부

Problem → 주름이 자리 잡고 탄력 저하가 눈에 띄게 심해진다.

Supplement Solution → 피부를 포함한 노화가 급속히 빨라지고 폐경이 오는 시기이므로 항산화제 위주의 보충제와 갱년기 호르몬 부족에 대비한 서플먼트가 필요하다. 노화를 지연시키는 토코페롤, 피부의 생식과 적혈구 세포의 구조를 유지하는 오메가 3 지방산, 신진대사에서 중요한 기능을 하는 아연을 골고루 섭취해준다.

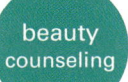

# 단순 당질을 줄이면 피부가 투명해져요!

35세 Q씨는 피부 트러블과 칙칙한 안색으로 병원을 몇 번 찾아왔다. 그녀는 빵과 국수를 아주 좋아해서 '빵순이'라는 별명까지 얻었다고 한다. 밀가루 같은 단순 당질을 많이 섭취하면 당질지수가 높아 곧바로 흡수되어 혈당을 급격히 상승시키고, 이에 따라 인슐린이 분비되어 당을 분해해 저혈당이 되면, 결국 스트레스호르몬의 분비를 촉진하는 결과를 낳는다. 스트레스호르몬이 분비되면 피지 분비가 왕성해지고 숙면을 취하지 못하게 된다. 그러니 당연히 안색도 나빠질 수밖에 없다.

나는 우선 그녀에게 밀가루 같은 단순 당질을 줄일 것을 권했다. 한번 마음먹으면 독하게 해내는 그녀는 어느새 두 달 이상 그토록 좋아하던 빵과 케이크, 커피까지 끊고 채소와 양질의 단백질 위주로 식생활을 바꾸었다. 그녀의 파격적인 식단 체인지업은 놀라울 정도의 효과를 가져왔고, 몰라보게 좋아진 피부 결은 병원에서 관리하는 것만으로는 이루기 힘들 정도로 달라졌다. 그 후 지속적인 식단 관리로 그녀는 여전히 탱탱하고 투명한 피부의 소유자로 거듭났고, 요즘도 피부 미인임을 자랑하고 있다.

# 기미가 잔뜩 생겼어요!

Q 뷰티박사님, 얼굴에 잡티가 잔뜩 생겨서 속상해요. 처음엔 광대뼈 주위에 거뭇거뭇한 것들이 생기더니, 이젠 관자 부위와 코 부근까지 번졌어요. 화장을 진하게 하는 편이 아닌데, 이젠 두껍게 바르지 않으면 가려지지도 않아요. 대체 뭐가 문제일까요?

– 합정동 감자꽃

A 합정동 감자꽃 님, 잡티가 생긴 부위를 들어보니 아무래도 기미인 것 같네요. 기미는 얼굴 피부에 좌우대칭적으로 멜라닌 색소가 과다하게 침착되는 질환입니다. 기미가 생기는 원인은 우선 자외선을 꼽아야겠죠. 오랜 시간 자외선의 자극을 받으면 멜라닌 색소가 증가하는데, 이 색소가 신진대사를 통해 피부 밖으로 배출되지 못하면 기미, 주근깨, 잡티가 되어 피부 표면에 자리 잡게 된답니다. 이 외에도 임신이나 유전적인 요인, 여성호르몬, 내분비질환, 스트레스도 원인이 됩니다.

Q 흠, 기미는 아기 낳고 나서 관리를 잘못하면 생기는 건 줄 알았는데 그게 아니었군요. 그럼 기미에 대해 좀 더 설명해주시겠어요?

A 기미는 주로 30대 여성의 양쪽 눈 밑이나 광대뼈 주위, 볼, 이마, 턱, 코, 윗입술 등 다양한 부위에 나타나고 나이가 들수록 더 짙어지죠. 자외선이 주된 원인이라고 했지만 기미의 경우 여성호르몬의 영향을 많이 받는 편입니다. 또한 과로나 수면 부족도 신진대사의 이상을 가져와 기미를 악화시키는 원인이 되고, 스트레스도 뇌에서 멜라닌세포분비자극호르몬(MSH)을 증가시켜 기미의 원인이됩니다. 또 임산부나 피임약을 복용한 사람은 기미나 색소가 잘 생기는 편이니 이 기간 중에는 특히 조심해야 해요. 피임제를 선택할 때도 자외선에 민감하게 반응하는 광과민성 약제는 피해야 하고요. 자외선 차단은 기본이고 항산화 성분이 든 음식을 꾸준히 섭취하는 게 좋습니다.

Q 혹시 기미가 잘 생기는 피부가 따로 있나요?

A 가족력이 있는 경우 더 잘 생길 수 있어요. 피부가 검은 편이라면 자외선을 흡수하기 쉽고 피부가 얇으면 자극을 받기 쉬워 기미나 주근깨가 생길 위험이 높습니다. 또 여드름이 나거나 피부염을 앓고 있는 피부, 자외선에 노출된 피부는 염증이 생겼다가 그

염증이 가라앉으면서 갈색의 칙칙한 반점이 생기기도 해요. 그래서 색소병변을 막기 위해서는 멜라닌 색소의 생성을 자극하는 인자들을 피하는 예방이 가장 중요하고, 한번 생성된 멜라닌 색소는 배출을 촉진시켜 피부에 남아 있지 않도록 신경 써야 하죠.

**Q** 기미는 한번 생기면 좀처럼 없어지지 않는다고 들었는데, 좋은 방법이 없을까요?

**A** 자외선을 조심해야 한다는 건 아무리 강조해도 지나치지 않으니 꼼꼼한 자외선 차단은 기본입니다. 항산화 성분이 든 음식을 섭취해야 하는데, 비타민 C가 많은 키위나 고추, 브로콜리, 오이가 도움이 됩니다. 특히 키위는 비타민 C뿐만 아니라 각종 미네랄이 많아 피부를 탄력 있게 가꾸어주는 역할도 하죠. 오이는 진정 효과가 뛰어난데다 무기질과 칼륨이 풍부해 피부의 노폐물을 제거하고 피부결을 정돈해주는 역할을 하고요. 쓴맛이 강한 오이의 꼭지 부분에 비타민 C가 특히 많이 들어 있으니 이 부분을 이용해 팩을 하는 것도 좋습니다.

**Q** 음식이나 팩으로 효과를 보려면 시간이 많이 걸릴 텐데, 적절한 시술방법은 없을까요? 요즘 레이저 치료를 받는 사람도 많잖아요.

A   말씀하신 대로 기미는 일단 생기면
    없애기가 쉽지 않고 한 가지 시술
만 받아서는 단시간 안에 해결하기도 힘
들어요. 기미를 방치해두면 시간이 지
날수록 더욱 치료가 어려워지기 때문
에 가급적 초기에 치료를 시작하는
게 좋아요. 기미는 표피형
타입과 진피형 타입, 그
리고 혼합형 타입이 있
는데요, 우리나라 여성
들은 혼합형이나 진피
형이 많아서 관리가 쉽지 않아요.

대체로 표피형 색소는 레이저 치료에 반응이 좋은 편이지만 진피형
이라면 몇 회 치료를 받는다고 해서 완치를 기대할 순 없거든요. 치
료는 기미의 종류에 따라 하이드로퀴논 등의 약제를 바르거나 표피
를 벗겨내는 박피술, IPL, Nd야그 레이저 토닝, E토닝, 옐로 토닝,
레이저 소프트 필링, 더마셀 해초 박피, 이온자임, 산소 필링 등의 복
합적인 시술이 필요하며, 전문가의 판단에 따라 각자 달라질 수 있
어요.

# 기미를 치료하기 위한 시술

피부 톤이 어둡고 고르지 못하다면, 어제오늘의 일이 아니라 오랜 기간에 걸쳐 색소 침착이 이루어진 것이므로 생활습관을 개선하는 것만으로는 좋아지기 어렵다. 이때 기미 색소나 주근깨, 잡티, 검버섯 등 자외선이나 외부 자극, 호르몬 등에 의해 생겨난 색소를 시술로 해결해주면 만성적인 색소 침착을 개선할 수 있다.

**IPL** 강한 파장의 복합적인 빛을 방출시키는 색소 치료 레이저로, 잡티와 잔주름, 검버섯, 모공 확대, 안면 홍조, 모세혈관 확장 등 다양한 피부 트러블을 동시에 치료할 수 있다.

**레이저 토닝** 지금까지의 레이저 시술 중 가장 기미에 효과적인 치료법이다. 장파장을 이용하여 진피형, 표피와 진피 경계형 기미에 효과적이며, 색소 침착 등의 부작용이 적다. 여기에 정도에 따라 트토닝, 옐로 레이저가 추가될 수 있다.

**소프트 필링** 레이저 박피의 일종. 기미나 잡티 등으로 피부색이 칙칙하고 탄력이 떨어지거나 모공이 커진 경우 미백 효과와 함께 모공 축소와 탄력에도 도움을 준다.

**해초 박피, 블루 필링, 산소 필링, 와인 필링 등 각종 필링** 각 성분별 풍부한 미네랄과 무기염류, 항산화 유효 성분을 통해 침착된 색소를 벗겨내고 각질을 제거하는 치료법. 기미, 미백, 여드름 치료 등의 효과가 있다.

**이온자임** 비타민 C의 흡수를 촉진시키고 더 많은 양의 비타민 C를 피부에 전달, 흡수시키는 치료법. 필링과 병행하면 효과를 배가시킬 수 있다.

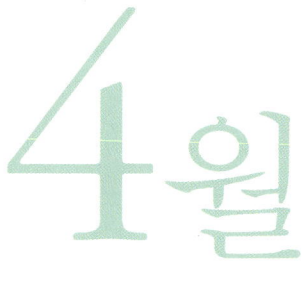

4월

:: april

"본격적인 알레르기 시즌.
황사와 꽃가루에
민감해지기 쉬운 피부,
클렌징부터 철저하게!"

# 황사가 내 피부를 공격해요!

Q 뷰티박사님, 요즘 두드러기처럼 불긋불긋한 게 나서 고민이에요.
없어지지도 않고, 가끔은 간지럽기도 하거든요. 엄마는 황사철이
라 그렇다고 하는군요. 사실, 요 며칠 뿌옇게 황사가 일 때 외근 때문에
외출이 잦긴 했어요. 대체 피부와 황사는 무슨 상관이 있는 거죠?

– 신림동 민트그린

A 신림동 민트그린 님, 황사철에 부는 건조한 바람은 겨울 동안
민감해진 피부에 심한 자극이 될 뿐 아니라 황사에 섞여 있는
중금속 성분은 피부 트러블의 원인이 될 수 있답니다. 발진이 생기고
가렵기까지 하다면, 황사철에 나타나는 전형적인 피부 트러블 증상
이군요. 계절이 바뀌는 봄에 피부 자극의 원인이 되는 먼지, 꽃가루,
황사, 일교차, 자외선 등의 공격을 받으면 피부는 맥없이 쓰러지게
됩니다. 따스해진 낮 기온과 아직 차가운 밤의 온도차가 심해지면 피
지 분비는 증가되고 각질은 잘 제거되지 않아 여드름이 심해지는 원
인도 되고요. 우리 몸도 따스해진 날에 적응하느라 지쳐 있는데 피부

가 좋을 리 만무하지요.

**Q** 그러고 보니 저녁에 퇴근하고 나서 화장도 안 지우고 잠든 적이 몇 번 있어요. 뭐, 매일 그런 것도 아니고 며칠 정돈데 괜찮지 않을까요?

**A** 저런, 절대 안 될 말이죠. 이때는 그 어느 때보다 클렌징이 중요한 시기랍니다. 황사가 심한 날 외출을 했다면 집에 돌아오자마자 얼굴, 손, 목 등 직접적으로 황사에 노출된 부위를 깨끗이 씻어내 피부에 노폐물이 남아 있지 않도록 해야 해요. 만약 알레르기에

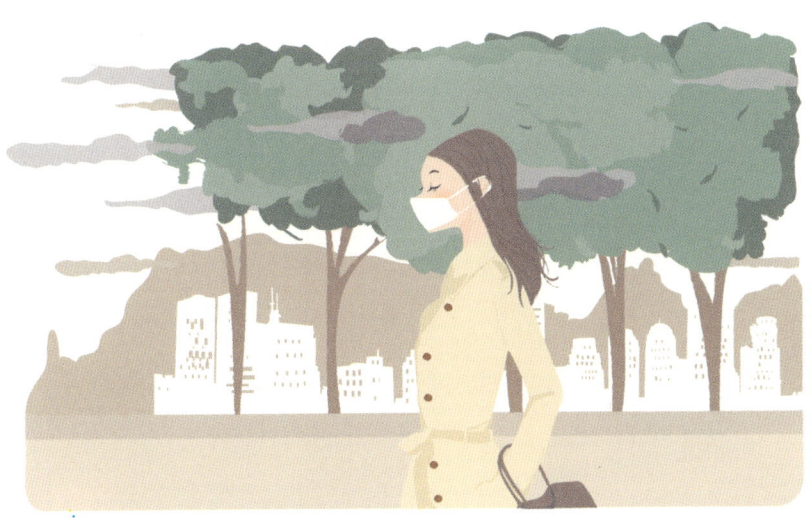

약한 체질이라면 가려움, 발진뿐만 아니라 결막염이나 알레르기 비염을 일으킬 수도 있어요. 외출하고 돌아와 세수도 안 하고 더러워진 피부를 그대로 방치해두면 모세혈관 수축으로 혈액순환이 둔화돼 피부 노화도 촉진된답니다.

Q 아휴, 듣고 보니 제가 너무 피부에 무심했네요. 이제라도 클렌징에 목숨 걸어야겠어요. 클렌징이나 세수할 때 특히 신경 써야 할 점은 뭐예요?

A 꼼꼼한 이중 세안이 무엇보다 중요합니다. 하지만 무리한 각질 제거나 박박 문지르는 자극은 피해야 하죠. 스팀타월을 이용해 모공을 열고 자극이 적은 클렌저로 거품을 풍부하게 내서 구석구석 부드럽게 세안하는 것이 좋습니다. 이때 꼭 기억할 것은 먼저 손을 청결히 하고 피부보다 5도 정도 높은 35도 안팎의 미지근한 물을 사용해야 한다는 점이에요. 처음부터 찬물을 사용하면 세안제나 비누의 거품이 잘 나지 않을뿐더러 모공 안에 있는 피지가 급속히 굳어서 빠져나오기 힘들거든요. 반대로 온도가 너무 뜨거우면 피부에 자극을 주고 모공을 과도하게 열어 필요 이상의 유분과 수분이 밖으로 빠져나올 수 있어요. 그러면 피부가 땅기거나 거칠어질 수 있으니 주의해야 해요.

**Q** 부드러운 세안이란 건 손의 압력에도 신경을 쓰란 말인가요?

**A** 그럼요. 세안 시 손이 움직이는 동작에 따라 피부가 자극을
받는 정도가 다르기 때문에 세안 습관이 주름을 만드는 원인
이 될 수도 있어요. 깜짝 놀란 표정이군요. 제가 올바른 세안법을 알
려드릴 테니 너무 걱정하지 마세요. 일단 얼굴 중앙에서 바깥쪽으로,
아래에서 위로 마사지하듯 클렌징하는 것이 좋아요. 목
은 아래에서 위로, 입가는 나선형을 그리며 왕복
하고, 뺨은 코 옆에서부터 바깥쪽으로, 눈 아래는
특별히 부드럽게 세안해주어야 합니다. 하지
만 클렌징의 전체 시간은 1~2분 이내로
짧게 하고 마사지를 병행해주면 좀 더 생
기 있는 피부로 가꿀 수 있지요.

**Q** 아, 그러고 보니 얼굴에는 손을 안 대는 편이 좋다는 얘기를 들은
것 같아요. 그런데 마사지를 하면서 마구 주물러도 괜찮은 건가요?

**A** 그래서 늘 손은 청결한 상태를 유지해야 하고, 마사지도 마구
주무르는 것이 아니라 올바른 방법으로 해야 해요. 우선 마사
지는 혈액순환을 좋게 하고 피부에 윤기를 주는 효과가 있어요. 자주
사용하지 않는 얼굴 근육에 자극을 주면 근육이 처지거나 늘어지는

것을 예방할 수 있고, 또 반대로 자주 사용하는 근육은 마사지를 통해 피로를 풀어주고 혈류를 개선시키는 효과를 얻을 수 있지요. 자신의 얼굴을 해골이라고 생각하고 튀어나온 뼈 부분, 림프관이 위치한 해골의 옆라인과 정맥이 모이는 해골의 앞라인을 자극하면(이른바 해골마사지) 림프선에 모여 있는 림프액을 배출시킬 수 있고, 피부와 근육 등에 수분이 모이는 것도 억제해주지요. 쉽게 말해 피부에 노폐물이 쌓일 틈을 주지 않는 거예요. 물론 이것도 너무 지나치면 피부를 손상시킬 수 있으니 일주일에 한 번 정도가 적당합니다.

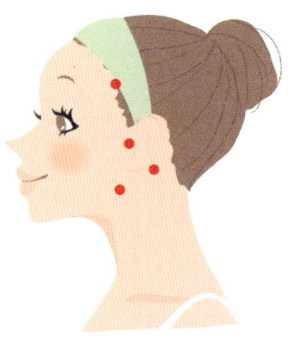

● **림프관의 위치**
이마, 귀 앞, 귀 뒤, 목 밑

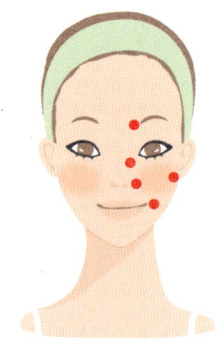

● **정맥혈이 모이는 곳**
눈썹 사이, 눈 옆, 코 옆, 귀, 입가

Q 그럼 요즘 같은 때엔 어떤 마사지를 해야 좋을까요? 마사지 크림도 종류가 너무 많잖아요.

A 봄엔 피부가 건조해지기 쉬우니 가끔씩 오일을 직접 얼굴에

마사지해주는 것이 좋습니다. 특히 각질이 일어났다면 일주일에 한 번 정도 자기 전에 오일로 마사지한 후 스팀타월로 5분 정도 덮어주면 다음날 피부가 몰라보게 매끄러워져요. 평소 1~2방울 바르던 것을 일주일에 한 번 정도는 6~7방울로 양을 늘려 마사지하고 티슈로 지그시 눌러 흡수시켜주세요. 아토피 등의 민감한 피부라면 우유 반 컵에 오일 3~5방울을 섞어 얼굴에 바른 뒤 스팀타월을 해주면 효과적이에요.

**Q** 저는 지성 피부인데 오일을 써도 괜찮을까요? 오히려 더 번들거리지는 않을까요?

**A** 꼭 그렇진 않아요. 봄철 피부는 메마르고 민감해지기 쉬워서 지성 피부라고 해도 수분 부족으로 각질이 쉽게 일어나지요. 이럴 때는 먼저 꼼꼼한 세안을 한 후 부족하기 쉬운 수분을 보충해주어야 하는데, 무조건 수분만 준다고 능사는 아니고 수분을 잡아줄 수 있는 유분이 꼭 필요해요. 이때 페이스 오일만 한 게 없지요. 페이스 오일로 기름막을 입혀주면 천연 피지막 기능을 도와 수분의 증발을 막아주므로 지속적으로 보습 효과를 올려줄 수 있거든요. 피부에 오일을 직접 바르는 오일 마사지가 부담스럽다면 천연 아로마 오일을 이용하거나 아침에는 에센스와 섞어서 바르고, 저녁에는 크림과 섞어서 바르는 방법도 있으니 자신에게 맞는 방법을 선택하면 됩니다.

**Q** 그런데 황사가 심한 날은 삼겹살을 먹어야 한다고, 그런 얘기들을 하잖아요? 신빙성 있는 얘기인가요?

**A** 아마도 먼지 때문에 목이 컬컬해서 기름진 삼겹살을 먹으면 나아질 것으로 생각하지만 꼭 그런 것은 아니에요. 하지만 돼지고기 속에 포함된 불포화 지방산이 중금속을 흡착하여 배설되기 때문에 도움을 줄 수는 있지요. 돼지고기의 경우 지방을 빼고 섭취하면 단백질과 비타민 B군이 풍부하여 면역기능 개선에도 좋아요. 하지만 동물성 기름이 많은 비계 부분은 오히려 비만과 동맥경화를 악화시킬 수 있으므로 주의해야 하죠. 고기를 좋아하는 분들이라면 특히 브로콜리나 콜리플라워 등을 많이 섭취하는 게 좋아요. 쑥, 냉이, 달래, 두릅 같은 봄나물은 신진대사와 혈액순환을 증진시켜 면역력을 높이는 데 도움을 주고 미네랄이 풍부해서 황사에 포함되어 있는 중금속 성분을 해독시켜주는 효과도 있습니다.

# 황사철 딥클렌징 하우투

황사철에 유독 트러블이 자주 발생하는 것은 중금속, 세균, 곰팡이 등이 많이 들어 있는 황사 바람이 얼굴을 비롯해 옷과 피부에 닿으면서 세균이 증식되기 때문이다. 따라서 황사로부터 피부를 보호하기 위해서는 외출 후 돌아오자마자 꼼꼼히 세안하는 버릇을 들여야 한다.

● 색조 전용 리무버를 이용해 색조화장을 지운 뒤 클렌징 크림으로 1분간 가볍게 마사지한다. 마사지가 끝나면 피부 결을 따라 화장솜으로 가볍게 닦아낸다. 클렌징 오일은 따로 닦아내지 않아도 된다.

● 미지근한 물로 얼굴을 10회 정도 가볍게 씻어낸 후 폼클렌저의 거품을 충분히 낸다. 얼굴 안쪽에서부터 바깥쪽으로, 아래쪽에서부터 위쪽으로 진행하며 거품 마사지하듯 부드럽게 문지른다.

● 거품을 좀 더 내어 평상시에는 지나치기 쉬운 콧등과 양 눈썹 사이, 입 주변을 한 번 더 마사지한다.

● 미지근한 물로 거품을 씻어내되, 얼굴을 문지르지 말고 물을 얼굴에 끼얹어가며 헹구어낸다. 마지막 헹굴 때는 체온보다 낮은 차가운 물로 여러 차례 끼얹어 헹군다. 그다음 타월로 부드럽게 눌러 닦아준다.

case 6

# 피부의 '기름기'를 지켜라?

Q 뷰티박사님, 저는 지성 피부라 얼굴이 쉽게 번들거리는 편이에요.
피지 분비도 많은 편이고요. 그래서 세안할 때도 청결에 굉장히
신경을 쓰는데, 친구가 제 세안법이 잘못되었다며 클렌징 방법을 바꿔야
한다지 뭔가요. 폼클렌저로 이중 세안을 하고 있고 각질 제거도 열심히
하는데 뭐가 잘못되었다는 걸까요?

– 개화동 퍼플레인

A 개화동 퍼플레인 님, 혹시 이중 세안할 때 너무 뽀득뽀득 소
리가 나도록 닦아내지는 않나요? 각질 제거를 너무 자주 하는
건 아닌가요? 피부는 마룻바닥하고는 달라서 살살 부드럽게 다뤄야
한답니다. 번들거린다고 열심히 닦아내는 게 능사는 아닌 거죠. 우리
몸은 신비로워서 어느 정도는 스스로 보호하고 지키는 능력이 있어
요. 피부도 마찬가지예요. 우리 피부에는 수분과 유분이 적당히 결합
된 천연 피지막이라는 게 있어서 좋은 피부를 유지할 수 있게 해주지
요. 이 천연 피지막은 땀샘에서 나오는 땀(수분)과 피지선에서 나오

는 기름 성분인 피지(유분)가 함께 섞여 자연적으로 만들어진 약산성의 엷은 막을 말해요. 이것은 피부를 부드럽고 촉촉하게 유지시켜주고 세균의 침투와 번식을 막으면서 자극으로부터 보호해주지요. 그런데 세안 단계에서 과도하게 압력을 가해 뽀드득 소리가 날 정도로 닦아내면 천연 피지막과 각질층의 일부까지 파괴될 수 있습니다. 그러면 피부가 거칠어지고 심한 경우 세균에 대한 방어력을 잃어 염증이 생길 수도 있어요. 피부가 필요로 하는 적정 유분을 100으로 봤을 때 뽀드득 느낌이 날 정도로 세안하는 것으로 70% 정도, 과도한 각질 제거로 50%, 이중 세안으로 30%, 폼클렌저로 20% 정도를 잃어버린다고 볼 수 있어요.

Q 저처럼 기름기가 많은 사람은 적정한 유분을 유지하는 게 어려운 것 같아요. 그냥 번들거리는 걸 없애는 데 치중하게 되거든요. 유분을 지키는 게 그렇게 중요한가요?

A 네, 물론이죠. 피부를 유분과 수분이 적당히 균형을 맞춘 상

태로 유지하는 건 매우 중요합니다. 유수분 밸런스가 맞지 않을 경우 피부가 번들거리고 메이크업이 쉽게 지워지거나 반대로 얼굴이 푸석푸석해지고 잔주름이 생기는 등 탄력이 떨어지죠. 고른 결을 유지하고 피부 보호막을 지키는 데 필요한 것은 다름 아닌 '지질' 성분이에요. 천연 피지막이 먼지와 지나친 기름기 등으로 더러워지면 소위 '개기름'이 낀 것같이 지저분한 피부가 됩니다. 하지만 유분이 너무 없어도 천연 피지막이 제대로 형성되지 못하기 때문에 외부 자극에 민감해지고 수분이 보호되지 않아 거칠고 건조해진답니다.

**Q** 그럼 적정한 유분을 지키려면 어떻게 해야 할까요?

**A** 유분을 지킨다는 건 보습력을 유지하는 것이라고 봐도 무방합니다. 우선 실내 습도를 적절하게 맞춰야 해요. 스킨 케어를 해도 건조한 곳에 있으면 피부가 거칠어지기 쉽기 때문에 습도 조절이 중요해요. 가장 효과적인 방법은 건조한 계절에는 근처에 항상 가습기를 놔두는 것이지만 없다면 젖은 타월을 가까운 곳에 널어놓는 것도 좋은 대안이 됩니다. 피부 보호막을 제대로 유지하고 유분을 지키려면 숙면을 취하는 것도 중요하니, 충분히 잠을 자고 또 자기 전 보습에도 신경 써야 해요. 제아무리 스킨 케어를 잘해도 몸 안에서 수분이 부족하다면 피부의 겉도 메마르기 마련이니 하루에 8~10컵 정도의 물을 마시는 습관을 들여 피부의 수분 손실에 대비해야 하니

다. 이렇게 피부 내부와 외부의 습도를 맞춰주고 나서, 피부 표면의 보습을 함께 하면 완성이 되지요. 표면의 보습은 피부 타입에 따라 다를 수 있어요. 이처럼 피부 밖(습도 조절), 피부 내부(수분 보충), 피부 표면(보습제 사용)을 동시에 관리해야 한다는 걸 강조하기 위해 저는 건조를 막는 '3중 요법'이라 부르고 있어요.

**Q** 화장품을 선택할 때도 주의해야 할 게 있나요?

**A** 지성 피부라고 하셨으니 아마도 여태까지 오일프리 제품을 많이 사용하셨을 텐데, 오일프리 제품만 고집하는 건 좋지 않은 방법이에요. 지성 피부라 해도 금방 스며드는 가벼운 텍스처만 사용하다 보면 눈가에 주름이 늘거나 볼 주변에 홍조가 생기기도 하고 입가에 허연 각질이 일어나기도 하죠. T존과 U존은 오일이 적거나 리퀴드 타입의 가벼운 텍스처의 로션만 바르고 눈 주변과 볼에서 눈 밑은 유분 성분이 가미된 크림을 잘 발라주는 것이 보습력을 유지하는 데 효과적이지요. 모이스처라이저에 페이스 오일 1~2방울을 믹스해서 발라주는 것도 유분을 유지하는 데 도움이 되고요.

## 모이스처라이저를 올바르게 사용하는 법

● 볼부터 시작하여 바르고, 피지 분비가 많고 여드름이 잘 나는 타입이라면 이마와 턱,

  턱에서 귀로 올라가는 라인은 가볍게 바르거나 생략한다. 눈 주변과 볼에 바르고 흡

  수가 빠르도록 둥글게 원을 그리면서 바른다.

● 광대뼈 위쪽의 눈 아래 뼈를 따라 20번 정도 마사지해주면 혈액순환을 증진시키고

  노폐물 대사를 도와주는 효과가 있다.

● 건조에 취약한 부분은 같은 제품을 10초 정도 여유를 두고 한 번 더 가볍게 두드리

  듯 발라준다.

● 제품의 흡수를 돕기 위해 양 손바닥을 맞비벼 온도를 상승시킨 후 따뜻해진 손바닥

  으로 크림의 흡수를 높여준다.

● 피부가 건성이거나 악건성인 경우 크림으로 피부 땅김이 해결되지 않는다면 크림에

  페이스 오일 1~2방울을 믹스하여 마사지하듯 발라준다.

case 7

# 얼굴에 뾰루지가 나는 게
# 호르몬과 관련이 있다고요?

Q 뷰티박사님, 요즘 얼굴에 뾰루지가 여기저기 돋아서 걱정이에요.
그런데 엄마가 제 얼굴을 보더니 위장에 탈이 난 것 같다며 내과
에 가보자고 하세요. 왜 피부과가 아니라 내과에 가자는 거죠?

–화곡동 금잔디

A 화곡동 금잔디 님, 얼굴에 뾰루지가 생기면 사람들은 위장이
안 좋은 게 아닌지, 자궁이 안 좋은 게 아닌지를 질문하는 경
우가 많아요. 피부 트러블이 전신 기능과 관련이 있기 때문이죠. 대
체로 뾰루지가 생기는 경우는 과로하거나 밤을 샌 경우, 잠을 설친
경우, 또는 생리하기 전인 경우가 많습니다. 생리 전에는 호르몬 중
피지 분비를 상승시키는 프로게스테론의 분비가 증가하기 때문에
일시적으로 뾰루지가 생길 수도 있어요. 또한 피로, 과로, 수면 부족,
스트레스가 있는 경우는 스트레스호르몬의 분비가 증가되면서 림프
및 혈액의 순환이 순조롭지 못하게 되죠. 이로 인해 피지 분비는 증
가하는데 적절하게 노폐물이 걸러지지 않고 순환이 잘 안 되니, 모

공이 피지와 오염물로 쉽게 막히고 막힌 모공은 회복이 쉽지 않아 염증이 심해지지요. 이처럼 스트레스를 받으면 뾰루지만 생기는 것이 아니라 위장운동도 영향을 받아 소화가 안 되고 불편한 증상이 동시에 나타날 수 있어요.

**Q** 그럼 뾰루지가 나는 게 호르몬과 관련이 있는 건가요?

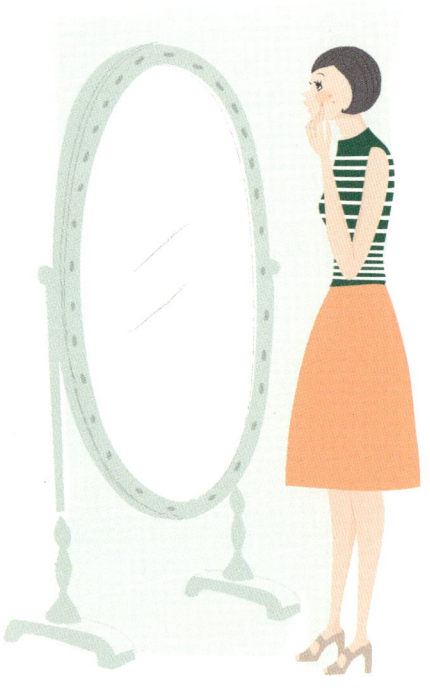

**A** 그럼요. 호르몬 분비의 불균형은 피부를 포함해 모든 신체에 영향을 미치게 돼요. 예를 들어 성장호르몬이 저하되면 노화가 시작되어 피부도 쉽게 탄력이 떨어지고 주름이 늘어나게 되죠. 또 스트레스, 긴장, 잘못된 식습관, 과로, 수면 부족 등은 스트레스호르몬의 분비를 증가시켜 피부 트러블을 유발시켜요. 생리 전에 여드름이 악화되는 게 대표적인 현상이에요. 생리 전에 상승하는 프로게스테론의 분비가 여

드름을 유발할 수 있거든요. 정상적인 생리주기에 따른 호르몬의 상승과 감소가 피지선의 분비와 관련되어 여드름을 호전시킬 수도, 악화시킬 수도 있어요.

Q 호르몬의 작용이라면 손쓸 방법이 없는 것 아니에요?

A 그럴 리가요. 얼마든지 개선할 방법이 있어요. 스트레스가 과도하거나 영양이 불균형해지면 부신피질호르몬을 자극해 우리 몸을 긴장상태로 만드는 코티솔 분비가 증가하게 돼요. 코티솔 분비가 많아지면 혈액순환과 림프순환에 장애가 생겨 노폐물 배설이 저하되죠. 그러면 세포의 재생도 늦어져 피부 면역력이 떨어지면서 여드름을 비롯한 각종 피부 트러블을 일으키게 됩니다. 그러니까 스트레스에 잘 대처하여 즐겁고 긍정적인 생각을 가지는 게 중요하죠. 또한 과로를 피하고 반신욕 등으로 긴장을 풀어주면 스트레스호르몬이 적게 나와 순환이 좋아지고 뾰루지가 나는 빈도도 적어지지요. 숙면을 취하는 것도 도움이 됩니다. 잠자는 동안 피부 재생이 원활해지면 뾰루지가 생기려고 하다가도 좋아지게 되지요.

Q 어휴, 호르몬 이름이 막 나오니까 갑자기 어려워지네요. 하여튼 호르몬을 조절하는 게 중요한 것 같은데, 좀 추려서 알려주실 수는 없나요?

A 그럼 대표적인 호르몬 세 가지를 말씀드리고, 생활습관 개선으로 불균형을 해소하는 방법을 알려드릴게요. 우선 여성호르몬인 에스트로겐인데 이 호르몬은 생리주기와 관련이 있어요. 정신적인 충격을 받거나 과도한 업무로 야근이 잦을 때, 갑자기 생리가 늦어지거나 빨라지는 경험을 한 적이 있을 거예요. 이 호르몬은 뇌에서 분비되는 호르몬에 영향을 받기 때문에, 스트레스나 과로에 시달리면 이 호르몬의 분비가 불규칙해져서 이런 현상이 나타나는 거죠. 그러니 스트레스를 제때 풀어주고 무리하지 않는 게 여성호르몬의 흐름을 좋게 해주겠지요? 또 비만일 경우 여성호르몬의 불균형을 가져와 생리불순이나 호르몬 대사장애의 원인이 되기도 합니다. 지나친 다이어트로 건강이 상해선 안 되겠지만 정상 체중을 유지하는 것이 여성호르몬의 균형을 유지하는 데 도움이 된다는 것을 꼭 기억하세요. 또 여성호르몬은 30세를 전후로 해서 나이가 들수록 차츰 줄어들다가 폐경기에 이르면 현저히 줄거나 분비가 중지되지요. 하지만 규칙적인 운동을 하면 여성호르몬의 분비도 원활해지니, 그만큼 운동하는 습관을 들이는 것이 중요합니다. 이 외에 식습관도 짚고 넘어가자면, 콩에 있는 이소플라빈은 여성호르몬과 유사한 구조식을 가지고 있어서 비슷한 효과를 기대할 수 있으므로 두부, 청국장 등 콩과류의 섭취가 크게 도움이 됩니다. 그리고 성장호르몬은…

**Q** 뷰티박사님, 잠시만요! 하나씩 천천히요! 아직 여성호르몬도 이해를 못 했다고요.

**A** 하하. 네, 알겠어요. 그럼 이번에는 성장호르몬인데, 쉽게 말해 성장과 발육에 관련된 호르몬이에요. 일반적으로 나이가 들면 키가 더 이상 자라지 않듯이 이 호르몬의 분비도 저하되는데, 이에 따라 피부 탄력이 감소하면서 주름도 늘고 피부 재생도 더뎌져서 색소 침착이 가중되는 등 나이 들어가는 흔적이 피부에 나타나게 되죠. 그러니 당연히 성장호르몬의 분비를 증가시키는 게 좋겠지요?
성장호르몬의 분비를 증가시키는 데에는 유산소운동과 근력운동이 좋아요. 적절하고 규칙적인 운동을 하면 피부에 활기를 주고 순환도 향상시켜 뾰루지나 트러블을 예방할 수 있어요. 또한 당질지수가 높은 식품을 섭취해서 생기는 고혈당이나 스트레스로 인한 코티솔의 분비 등은 성장호르몬의 분비를 저하시키는 원인이 됩니다. 비만 역시 성장호르몬에 악영향을 주는데, 피부도 건조해지고 노화도 촉진시키는 원인이 되니 체중 관리가 중요하죠.

**Q** 아이구, 비만은 악의 근원이군요. 살이 찌면 외모만 망가진다고 생각했지, 신체 내부에까지 영향을 미칠 줄은 몰랐어요. 요샌 따끈한 밥만 먹어도 왜 이렇게 맛있는지⋯ 체중 관리에 더 힘써야겠네요. 이제 남은 한 가지 호르몬은 뭐예요?

A 앞서 스트레스를 받으면 코티솔 분비가 늘어난다고 말했죠? 이것과 관련 있는 호르몬이 부신피질호르몬이에요. 스트레스를 받거나 잠이 부족할 때, 또 무리한 다이어트로 영양이 불균형해질 때, 우리 몸의 컨디션은 급속히 나빠지죠. 아마 경험해보셨을 거예요. 이 모든 것이 부신피질호르몬을 자극해서 우리 몸을 긴장상태로 유지하려고 코티솔 분비를 촉진시키기 때문에 나타나는 현상이에요. 몸이 긴장하면 위장운동이 저하되고 신진대사도 스트레스에 대항하는 방향으로 진행되죠. 자연히 혈액순환과 림프순환의 장애가 생겨나 노폐물 배설이 저하되고 세포 재생이 늦어져서 피부 면역력도 떨어지는 악순환이 일어나게 되죠. 우리가 흔히 스트레스라고 하면, 정신적인 스트레스만 생각하기 쉬운데 그 외에도 신체에 가해지는 스트레스도 만만치 않아요. 예를 들어 과도한 다이어트도 스트레스고, 불규칙한 식사로 공복시간이 길어져 한 번에 폭식하는 것도 스트레스가 되죠. 그러니 숙면과 규칙적인 식사, 운동을 통한 체중관리는 아무리 강조해도 지나치지 않아요. 금잔디 님, 이제 밥이 맛있다고 한 공기 더 추가해서 드시는 일은 없겠지요?

# 호르몬 균형을 지키기 위한 생활수칙

**숙면** 숙면은 성장호르몬, 멜라토닌 등의 호르몬 대사를 도와 우리 몸이 새로운 날을 맞을 수 있는 상태로 만들어준다. 즉 피부 재생을 도와 노폐물을 배출시켜주고 상처를 낫게 하며 색소 침착을 예방한다.

**금연** 흡연을 하면 담배에 있는 성분들이 대사되면서 독성 산화물질들을 만들어 신체를 공격하고 이는 피부 노화를 재촉한다. 산소 투과율이 낮아져 피부의 대사가 떨어지므로 피부 재생이 어렵고 피지나 노폐물이 제대로 대사되지 않아 안색도 칙칙해진다. 흡연은 또한 스트레스호르몬을 가중시키고 성장호르몬 분비를 떨어뜨리므로 피부에 좋지 않은 것은 당연하다.

**운동** 꾸준히 운동을 하면 혈액순환이 좋아져 피부 탄력이 증가하고 스트레스가 줄어든다. 정기적인 운동과 반신욕으로 스트레스를 풀어주는 것이 피부 미인이 되는 지름길이다.

**소식과 규칙적인 식사** 노화를 막는 데 중요한 것은 신체 리듬을 조절하는 것이다. 하루 세끼 일정한 시간에 일정한 양의 고른 식사를 하고 적절한 수면을 취하면 우리 몸도 최적의 상태가 되며 이는 호르몬 분비에도 최적의 조건이 된다. 과식은 성장호르몬 분비를 감소시키는 원인이 되어 피부 노화를 촉진하게 되고, 식사를 자주 거르면 몸은 스트레스호르몬을 분비해 비상 상태에 쓰려고 지방을 비축하는 과정을 반복한다. 노화를 막고 젊음을 유지하려면 아침은 충분히, 점심은 적당히, 저녁은 적게 먹어야 한다.

**비타민과 충분한 수분 섭취** 비타민이나 미네랄의 불균형이 생기면, 우리 몸은 스트레스 상황 때 분비되는 호르몬이 증가하면서 신진대사가 저하되고 피로감이 쌓이며 노폐물의 배설이 줄어들어 피부 트러블이 생기게 된다. 특히 비타민 B군과 비타민 C를 제대로 섭취하지 않으면 만성피로가 오기 쉽다. 피부를 위해서는 비타민 C와 E, 베타카로틴, 필수지방산, 마그네슘, 아연이 필요하다. 그리고 충분한 수분 섭취는 우리 몸의 대사를 원활하게 한다. 수분이 부족하면 우리 몸은 스트레스 상태가 되어 코티솔 분비가 증가하고 피지 분비가 많아지며 노폐물 대사가 잘 이루어지지 않아 트러블이 오래가고 뾰루지가 생기기 마련이다. 충분한 수분 섭취는 피부 탄력도 지켜준다는 것을 명심하자.

긍정적인 사고 스트레스는 노화의 주범! 스트레스는 코티솔 등 스트레스호르몬을 증가시켜 신진대사를 방해하며, 피지 분비를 증가시켜 뾰루지를 많이 생기게 하고 노화를 촉진시킨다. 또한 스트레스는 독성 산화물질에 대한 저항력을 떨어뜨려 피부 면역을 약화시킴으로써 피부를 주름지고 거칠게 하며 색소 침착도 늘어나게 한다. 긍정적인 생각은 스트레스를 줄여줄 뿐 아니라 뇌에서 일명 '행복 호르몬'으로 불리는 세르토닌 분비를 증가시켜 통증도 사라지게 하고 기분도 좋아지게 한다. 그러니 긍정적인 사고는 사회생활을 원활하게 해주는 것은 물론이고 피부에도 도움을 준다는 사실을 명심하자.

## 스마트폰이 불러온
## 스마트하지 않은 결과, 여드름!

유명 연예인 소속사에서 마케팅을 담당하고 있는 26세의 그녀는 전에 없던 여드름이 갑자기 생겼다. 3개월 전부터는 뺨 부위에 지속적으로 트러블이 생기면서 급기야 색소와 흉터까지 보여 스트레스가 이만저만이 아니었다. 과연 그녀에게 어떤 변화가 있었을까? 가장 흔한 예는 화장품을 바꾸면서 피부와 맞지 않아 여드름이 생기는 경우이니, 화장품을 바꿨는지 물어봤으나 그렇지 않다고 했다. 이것저것 따져보니 3개월 전부터 바꾼 것이라곤 휴대폰을 스마트폰으로 바꾼 것밖에 없었다. 그녀의 하루 일과를 체크해보니 24시간이 모자랄 정도로 하루 종일 전화기만 붙들고 있어야 했다. 바로 그것이 여드름이 생긴 이유였다. 이전의 휴대폰은 작은 소형이어서 문제가 없었지만, 최근 보편화된 휴대폰은 액정이 넓어 볼에 닿는 면적이 많아졌다. 한 조사에 따르면 휴대폰 액정의 세균이 화장실 변기보다 많다는 보도도 있었다. 하지만 아무리 깨끗한 휴대폰이라 해도 반복해서 뺨에 문지르다 보면 온갖 먼지, 화장품 찌꺼기, 피부 노폐물을 모공에 심어주는 결과를 초래하기 마련이다. 그러다 보면 당연히 트러블이 생기고 염증과 여드름이 동반되는 것은 시간문제! 그녀에게 휴대폰을 직접 뺨에 대지 말고 이어폰을 사용할 것을 권하고 여드름을 치료하기 시작했다. 얼마 지나지 않아 문제가 되던 트러블은 거의 사라졌다.

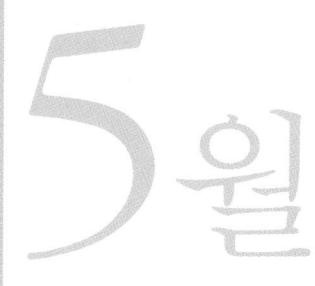

# 5월

:: m a y

" 빠른
자외선 대책이
고운 피부를
지켜줄 때!"

# 자외선 차단제 고르기가 너무 어려워요!

Q 뷰티박사님, 전 자외선 차단제를 고르는 게 세상에서 가장 어려운 일 같아요. 무슨 차단지수니 하면서 숫자들도 마구 나오고, 그에 따라 효과도 다르다고 하더군요. 겨울에 쓰던 자외선 차단제가 아직 많이 남았는데 봄에 바르면 안 되는 건가요?

— 상계동 써니힐

A 상계동 써니힐 님, '봄볕에는 며느리를 내보내고 가을볕에는 딸을 내보낸다'는 속담 들어보셨어요? 봄철 피부 손상이 다른 계절보다 심하다는 것을 잘 나타내는 말이죠. 봄의 자외선 조사량은 겨울에 비해 두 배 이상 증가돼요. 이에 따라 기미나 잡티가 더욱 짙어지고 색소 침착도 새롭게 진행되기 쉽죠. 그러니 그 변화에 맞춰 자외선 차단제도 겨울과는 다른 것을 사용하는 게 좋겠지요? 일반적으로 여름에 SPF(Sun Protection Factor, 자외선 차단지수) 값이 50 이상 되는 것을 쓴다면 겨울에는 15~25 정도의 제품이 적당해요.

Q 그러니까 그 SPF요. 그걸 따지는 게 저한텐 수학공식보다 더 어려워요. 그냥 SPF 지수가 높은 걸 쓰면 안 되나요?

A 써니힐 님, 제가 방금 봄엔 겨울과 다른 것을 사용해야 한다고 말씀드렸는데 벌써 잊으신 거예요? SPF 값이 크다고 무조건 좋은 건 아니에요. 지수가 높을수록 피부에 자극이 더할 수도 있기 때문에 적당한 수치의 제품을 선택해서 두세 시간 간격으로 자주 발라주는 게 좋아요. 그리고 자외선 차단제의 효과는 SPF 값과 PA 수치를 함께 따지는데, PA 지수는 자외선 A에 대한 방어 정도를 말한다고 보면 돼요. 실내에 머무는 경우가 많다면 SPF보다는 PA 수치로 제품을 선택하는 게 현명한 방법이에요. PA+는 차단 효과 있음, PA++는 차단 효과 높음, PA+++는 차단 효과 매우 높음이니 참고하세요.

Q PA까지 나오니 더 알 수 없게 돼버렸어요. SPF와 PA를 좀 더 쉽게 알려주실 수는 없으세요?

A 알겠어요. 간단히 말할게요. 계절을 고려한다면 자외선 차단제를 선택할 때 요즘과 같은 봄철에는 SPF 30에 PA++ 정도는 발라줘야 해요. SPF 30은 이론상 6시간 정도의 지속 효과가 있다고는 하나 실제로는 2~3시간 이상 지속되지 않기 때문에, 그 시간이

지나면 덧발라주는 걸 잊지 말아야 하고요. 또한 자외선 차단제를 선택할 때 차단 효과만 본다면 SPF 50에 PA+++가 가장 좋겠지만 민감한 피부에는 접촉성 피부염을 일으킬 수도 있어요. 그러니 높은 수치의 제품을 발라 피부에 부담을 주는 것보다 틈틈이 덧바르는 게 더 현명한 방법이라고 할 수 있어요.

**Q** 풀메이크업을 하고 나면 덧바르기가 곤란하잖아요? 좋은 방법이 없을까요?

**A** 하하하. 메이크업을 한 상태에서 3~4시간마다 자외선 차단제를 덧바른다면 가부키 배우처럼 되고 말겠지요? 일단 외출하기 30분 전에 자외선 차단제를 발라야 하고, 바를 때도 빈틈없이 발라야 자외선 차단 성분이 잘 흡수돼요. 그러고 나서 그 위에 파운데이션으로 마무리를 한 다음, 외출해서 3~4시간이 지나면 스프레이 타입의 자외선 차단제를 덧

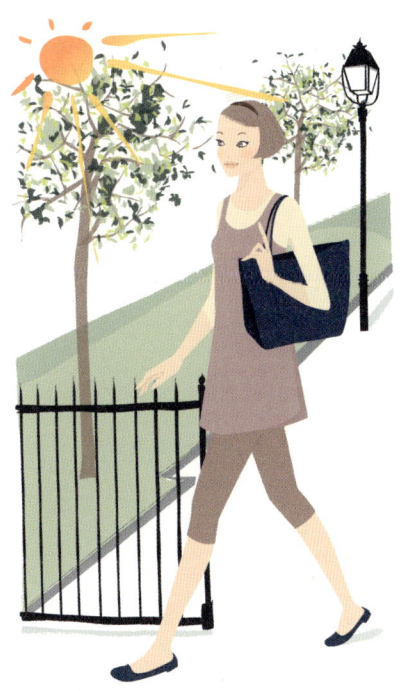

발라 뿌려주면 편리해요. 혹시 메이크업이 지워진 부분이 있다면 자외선 차단 효과가 있는 컨실러나 스틱으로 부분적인 마무리를 해줄 수도 있고요. 요즘은 자외선 차단 기능을 가진 메이크업 제품들, 메이크업 베이스나 비비크림, 파운데이션, 컴팩트, 컨실러 등 다양한 제품들이 나오고 있으니 이것들을 사용해 추가 효과를 볼 수 있어요.

Q 저도 비비크림을 자주 사용하는데, 그런 복합적인 기능이 있는 화장품을 고를 때 주의해야 할 점은 뭘까요?

A 요즘은 메이크업 베이스나 비비크림 같은 화장품에 자외선 차단 기능을 넣은 제품들뿐 아니라 자외선 차단제에 미백이나 노화 방지 같은 기능이 추가된 제품들도 많이 나오고 있어요. 하지만 그런 성분이 들어 있다고 해도 어디까지나 부가적인 기능일 뿐이니, 자외선 차단제 하나로 미백, 노화 방지, 보습 등을 다 해결하겠다고 욕심을 부려서는 안 돼요. 그러니 복합 기능에 주안점을 두기보다는 앞서 말했듯이 계절과 장소에 맞는 자외선 차단제를 선택하는 것이 중요하고, 그 외에 보습 기능이 함께 있는 것을 고르면 더 좋습니다. 자외선 차단제로 인한 자극을 줄이고 보습을 더해주면 피부가 건조해지지 않아 그만큼 피부 저항력도 강해지거든요. 또 스프레이나 팩트 같은 것 역시 기본적인 자외선 차단제를 바른 다음 덧바르는 용도로 사용하는 것이 바람직하고요.

## 흔히 생각하는 자외선과 자외선 차단제에 관한 잘못된 상식

### 여름에만 자외선 차단제가 필요하다 → No

자외선에는 일 년 365일 안전하지 않다. 다만 자외선의 강도와 양이 다를 뿐이다. 계절에 따라, 장소에 따라 자외선 차단 정도가 다른 것을 바르되, 일 년 내내 자외선 차단제는 필수이다.

### 자외선 차단제가 들어 있는 제품을 사용하면 합한 수치만큼 차단이 된다 → No

자외선 차단지수 SPF 10인 베이스로션에 SPF 15인 파운데이션을 바르면 자외선 차단지수가 30 가까이 될 것으로 혼동하기 쉽다. 자외선 치수를 더하는 값만큼 차단되는 것이 아니라 차단제의 효과는 높은 수치를 따라가게 된다. 그러므로 '15+10=15'의 효과로 나타난다.

### 하루 종일 실내에 있기 때문에 자외선 차단제는 필요없다 → No

사무실에 있다 하더라도 자외선으로부터 안전하다고 말할 수 없다. 자외선 중 대부분을 차지하는 UVA는 유리창을 통해 70%까지 통과될 수 있기 때문에 사무실도 안전지대는 아니다. 그러니 실내에만 있어도 색소, 주름 등의 일광 노화가 생길 수 있다.

### 장마철에는 자외선 차단제가 필요 없다 → No

구름 낀 날이나 비가 오는 날, 장마철에도 평소의 70~80%의 자외선이 지구 표면에 도달한다. 햇빛이 강한 날만큼 자외선 차단지수가 높은 제품이 필요한 것은 아니지만, 항상 자외선에 대한 대비는 필요하다.

## 외출 직전 서둘러 자외선 차단제를 바른다 → No

자외선 차단제는 화학적 성분으로 만들어져 있어 스킨이나 로션과는 달리 피부에 흡수되는 데 시간이 어느 정도 걸린다. 바르자마자 밖에 나가서 햇볕을 쏘인다면 흡수가 되기 전에 노출될 수도 있어 좋지 않고, 햇볕에 의해 증발될 수도 있기 때문에 30분 정도 전에 바르는 것이 좋다.

## 자외선 차단제는 아침에 한 번 바르면 된다 → No

자외선 차단지수, 장소, 계절에 따라 지속되는 정도나 요구량이 달라질 수 있다. SPF 값에 따라 차단되는 양이 다르며 값이 크면 많은 양을 차단하므로 차단 시간도 길어진다. 그러므로 차단지수가 높을수록 바르는 빈도 수는 줄어든다. 최근에는 화장품의 베이스나 포뮬러를 변형하여 지속 시간을 늘인 제품이 많으므로 차단지수와 포뮬러에 따라 덧바르는 시간을 달리해야 한다.

## 사계절 같은 자외선 차단제를 사용한다 → No

본문에도 언급한 것처럼 봄의 자외선 조사량은 겨울에 비해 두 배 이상 증가하므로 자외선 차단지수 역시 겨울에 쓰던 것보다 높은 것을 사용하고 자주 덧발라주어야 한다. 태양광에 포함된 자외선은 4월부터 증가하기 시작해 5월에서 9월 사이에 가장 강해지는데, 하루 중에도 오전 10시부터 오후 2시까지가 자외선이 가장 강한 시간이다. 그러니 아침과 낮에 바르는 자외선 차단제도 달라질 수 있다.

# 자외선 공격에 방심은 금물!

20대 후반의 N씨는 피부에 나름 자부심을 가지고 있었다. 올해 여름휴가로 유럽 여행을 가서 하루 종일 곳곳을 돌아다니다 온 후 거울을 보니, 갑자기 기미가 좌악 깔린 것을 발견하고 깜짝 놀랐다. 평소에는 사무직이라 자외선 차단제를 바르지 않지만, 바닷가에 갈 때는 늘 신경 써서 자외선 차단제를 발랐는데, 이번 여행길에는 깜박하고 챙겨 가지 못했던 것이다. 한 번쯤이야 괜찮겠지 싶어 방심했는데, 결과는 예상외로 심각했다. 젊을 때는 자외선에 많이 노출되어도 바로 색소 침착으로 나타나지 않지만, 나이가 들기 시작하면 피부 재생 속도도 늦어져서 한 번 형성된 멜라닌 색소는 잘 없어지지 않고 그대로 피부에 남게 된다. 그러니 피부 노화를 늦추기 위해서는 자외선 차단에 늘 신경 써야 하고, 한 번쯤이야 하는 방심은 금물이다.

# 화이트닝에 대해 알고 싶어요!

Q 뷰티박사님, 요즘 세수를 하고 나서 화장품을 발랐는데도 얼굴이
땅길 때가 종종 있어요. 얼마 전부터 화이트닝 제품을 쓰고 있는
데, 혹시 그 때문일까요? 화이트닝 제품을 사용하면 피부가 건조해진다는
얘길 들은 적이 있는데 그게 정말인가요?

— 면목동 투명캔디

A 면목동 투명캔디 님, 화이트닝 제품도 제조회사마다 성분이
나 배합이 달라서 섣불리 말씀드리기는 어렵네요. 잘 아시다
시피 화이트닝 제품은 멜라닌 색소가 생기는 걸 억제하거나 이미 생
성된 멜라닌 색소를 옅게 해주는 제품입니다. 효과가 강한 기능성 화
장품이니만큼 피부에 자극을 많이 줄 수 있지요. 화이트닝 제품을 사
용할 때는 PH 함량 정도를 꼭 확인해야 해요. 산성이나 알칼리성이
너무 강하면 피부가 붉어지고 벗겨질 수 있는데다 심한 경우는 물집
이 생길 수도 있거든요. 식품의약품안전청에서 고시하고 있는 적정
PH의 기준은 3.0~9.0이지만 중성인 PH 7과 차이가 크지 않은 제품

을 쓰는 것이 좋습니다. 기능성 제품에 들어 있는 산성, 알칼리 성분과 효소 억제 성분 등은 피부에 자극을 줄 수 있어 피부가 건조해지는 원인이 되기도 한답니다.

**Q** 그럼 화이트닝 제품을 잘 사용하는 방법이 따로 있나요?

**A** 화이트닝 제품만이 아니라 화장품을 사용하는 원칙은 적정량을 사용하되, 사용 순서와 바르는 시간을 정확하게 지키는

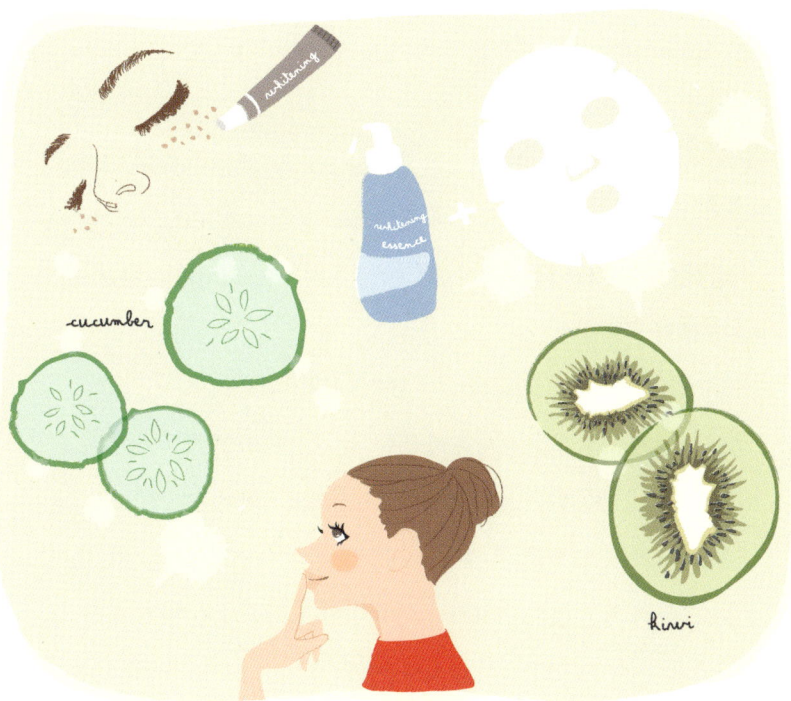

거예요. 건조한 피부의 경우는 피부 저항력이 떨어지고 유분과 수분의 균형이 맞지 않기 때문에 화이트닝 성분의 흡수력도 떨어집니다. 그러니 피부 결을 매끈하게 관리해주고 피부가 늘 촉촉하도록 수분을 충분히 공급해주어야 화이트닝 효과를 더욱 극대화할 수 있어요. 투명캔디 님은 화이트닝 제품 때문에 피부가 건조해질 수 있냐고 물어보셨지만, 자신의 피부가 건성이라서 화이트닝 제품의 자극에 트러블이 더 잘 생기는 건 아닌지 먼저 체크해보셔야 할 것 같아요. 스킨이나 로션은 피부 표면의 수분 함량을 높여주어 기능성 물질이 피부 깊숙이 흡수되도록 도와주는 역할을 하니 화이트닝 제품을 사용할 때 보습력이 있는 제품을 함께 사용하는 것이 좋습니다.

Q 흠, 피부 결에 따라 흡수가 달라진다면 화이트닝 제품을 사용하기 전에 스킨 케어가 필요하다는 말씀이군요. 매일 아침저녁으로 세수를 깨끗하게 하고 있고 일주일에 한 번 정도는 각질 제거도 하고 있는데 또 뭐가 필요할까요?

A 화이트닝 제품을 사용해서 눈에 띄게 달라진 효과를 보고 싶다면, 제품의 성분이 피부에 잘 흡수되어야겠죠? 그러자면 피부를 제품이 잘 침투할 수 있는 상태로 만들어야 할 거고요. 자, 화이트닝 제품의 효과를 극대화하는 관리비법을 알려드릴게요. 우선 혈액순환과 피부의 신진대사를 증진시켜주는 마사지를 꾸준히 해줄

필요가 있어요. 또 각질 제거 제품을 정기적으로 사용해 피부 표면을 매끈하고 균일하게 만들어주어야 합니다. 각질을 정돈하고 매끄러운 상태에서 화이트닝 제품을 사용하면 흡수가 잘 되어 미백 효과도 좋아지는 걸 느낄 수 있을 거예요. 그리고 화이트닝 제품을 바른 후에는 보습 제품을 바르거나 손으로 피부를 감싸 쥐고 체온이 더해지도록 하면 침투력이 높아진답니다. 또 부분 색소 침착용 제품과 전체 피부 톤을 가꿔주는 제품으로 구분해서 사용하면 더 좋겠죠.

**Q** 아니, 화장품 하나 바르는데 그 많은 단계를 다 거쳐야 한다고요? 좀 빨리 효과를 볼 수 있는 방법은 없나요?

**A** 너무 조급해하지 마세요. 화이트닝 제품의 효과를 눈으로 확인하려면 최소한 1~2개월은 걸립니다. 왜냐하면 기존에 생성된 멜라닌 색소의 탈락이 이루어져야 눈에 보이는 효과를 확인할 수 있는데 피부 각질의 턴오버 주기가 대략 1~2개월 정도거든요. 물론 피부 속은 화이트닝 제품을 바를 때부터 환해지기 시작하지만 이게 피부 표면까지 나타나는 데에는 시간이 필요해요. 그러니 한번 구매한 화이트닝 제품을 다 쓸 때까지 꾸준히 인내심을 가지고 피부 관리를 해줘야 하지요.

Q 아예 기미나 잡티가 생기기 전에 예방용으로 화이트닝 제품을 사용하는 게 더 좋을까요?

A 그럼요. 화이트닝 제품은 미세 색소가 침착되기 시작하는 순간부터 색소가 더 생기지 않도록 하는 역할을 해줍니다. 화이트닝 성분이 든 토너와 로션으로 피부의 유분과 수분의 균형을 맞춰주고, 피부에 유분막이 형성되기 전에 화이트닝 에센스를 바르면 충분한 영양과 보습이 더해져 피부가 칙칙해지는 걸 막을 수 있죠. 세안할 때도 화이트닝 성분이 든 클렌저를 사용해 양볼, 이마, 콧등, 턱 순서로 골고루 마사지하듯 닦아내면 혈액순환을 도와 더욱 효과적입니다. 불과 10년 전까지만 해도 시판되는 화이트닝 제품은 이미 생성된 멜라닌 색소를 탈색시키는 수준이었지만 최근에는 멜라닌 생성작용 자체를 방어하는 적극적인 화이트닝 제품이 나오고 있어요. 물론 화이트닝 제품만 믿고 불규칙한 생활을 그대로 유지하거나 숙면을 취하지 못한다면 큰 효과를 보기는 어렵겠지요?

# 화이트닝 vs. 브라이트닝

흔히 미백 화장품은 피부를 희게 하는 '화이트닝'과 피부를 환하게 만드는 '브라이트닝' 제품으로 분류할 수 있다. 여기서 피부를 희게 만든다는 것은 말 그대로 피부를 하얗게 탈색시킨다는 것이 아니라 피부 톤이 칙칙해지는 것을 막고 이미 생긴 색소를 완화시켜 맑고 환한 피부로 가꾼다는 뜻이다.

국내에서 '화이트닝'이란 단어를 화장품에 사용하기 위해서는 대한민국 식품의약품안전청이 인정하는 미백 기능성 성분을 함유하고 있어야 한다. 2005년 2월 17일 식품의약품안전청은 한정적인 미백 기능성 성분 인정에 대한 화장품업계의 불만을 받아들여 미백 효능이 인정된 알부틴 액 등 6개 기능성 화장품 제제의 기준을 신설하고 개정했다.

최근 주로 서구권의 화장품 수입사들이 유난히 미백에 관심이 높은 아시아 여성들을 대상으로 한 미백 화장품들을 출시하고 있다. 그러나 이런 제품의 경우 국내 승인 기준을 일일이 고려하기 어려워 많은 수입사들은 '화이트닝' 대신 미백 기능성 인증 제품이 아니더라도 붙일 수 있는 '브라이트닝'이라는 이름을 붙이는 경우가 있다. 하지만 '브라이트'를 제품명에 표기한 경우에도 미백 인증을 받은 경우가 있다.

case 10

# 날씬한 몸매로 여름을 맞고 싶어요!

Q 뷰티박사님, 친구들은 벌써부터 여름휴가 가기 전에 비키니 입을
수 있는 몸매를 만들어야 한다며 다이어트 모드예요. 아직 여름이

오려면 한참 남았는데 왜들 이렇게 극성인지 모르겠어요. 그렇다고 혼자만

아무것도 안 하고 있으려니 불안한데, 뭘 어떻게 시작하는 게 좋을지 막막

해요. 친구들보다 빨리 다이어트에 성공하고 싶은데 비법은 없을까요?

–망원동 꼼수

A 망원동 꼼수 님, 기대하신 답이 아니라 유감이지만, 다이어트
에는 왕도가 없어요. 연예인 누가 뭘 했다더라, 어느 유명인

이 이 다이어트를 했다더라, 이런 말을 듣고 따라하다 보면 잠시 급

격한 체중 감소의 효과를 누릴 수는 있지만, 알고 보면 근육이 줄었

거나 탈수가 된 경우가 많아 오히려 요요현상이 금방 오기 마련이랍

니다. 지금부터 그렇게 해서는 여름철까지 날씬한 몸매를 유지하기

어렵겠지요? 다이어트는 100미터 달리기가 아니라 마라톤이라는 걸

명심하세요. 몸매를 위해서도 필요하지만, 건강을 위해서도 적정 체

중과 적정 근육을 유지하는 것이 필요해요. 평균 수명이 늘어난 이 시대에 질병이나 합병증 없이 편안한 노후 생활을 누리고자 한다면 적정 체중 관리가 무엇보다 중요하니까요. 특별한 비법을 찾는 것보다 살찌지 않는 건강한 생활습관을 몸에 익혀 꾸준히 실천하는 것이 요요현상도 방지하고 슬림한 몸도 유지할 수 있는 비법 아닌 비법이에요.

Q 저는 여태껏 식단 조절을 해본 적도 없고 하는 운동이라곤 아침 저녁 출퇴근 길에 지하철역까지 걷는 거랑 숨쉬기운동이 전부인데 큰일이네요. 다이어트가 마라톤이라고 하셨지만, 그래도 당장 첫걸음을 뗄 수 있는 방법은 있지 않을까요?

A 하하, 알았어요. 제가 너무 무시무시한 얘길 했나 보군요. 그럼 생활 속에서 당장 실천할 수 있는 다이어트부터 소개할게요. 최근 각광받는 니트(NEAT) 다이어트는 'Non-Exercise Activity Thermogenesis(비운동성 활동 열 생성)'의 약자인데, 바쁜 현대인에게 생활습관을 조금만 바꾸어도 열량 소비를 늘릴 수 있는 생활습관을 제시한 방법이에요. 예를 들면 출퇴근 시에 한 정거장 더 걷는다거나, 버스나 지하철을 타고 갈 때에도 발뒤꿈치를 들고 서 있다든지, 엘리베이터를 타지 않고 계단을 이용하는 등의 방법들이죠. 믿기 어렵겠지만 이 정도만으로도 충분히 효과를 볼 수 있어요. 전화통화

중에도 제자리걷기를 한
다든지, 빨래를 서서 개
고, 청소나 설거지를 할
때 신나게 음악을 틀어놓
고 몸을 흔들면서 하는
행동들도 열량 소비를 늘
리는 방법이지요. 이처럼 일
상생활을 할 때 움직이지 않
던 몸을 움직이고 활동을 늘린
다면 기대하지 않았던 칼로리 소
모 효과를 얻을 수 있어요. 꾸준히
만 하면, 당연히 살이 빠지고 근육이
늘어나는 걸 느낄 수 있지요.

Q 생각했던 것보다 쉬운 것들이네요. 말씀
하신 것들만 실천하면 따로 다른 운동을
하지 않아도 충분할까요? 솔직히 말씀드리면 움직이는 걸 워낙 싫어해서
운동요법을 알려주셔도 실천할 수 있을지 자신이 없어요.

A 아휴, 큰일이네요. 본인도 본인의 문제를 알고 있지만 개선이
쉽진 않겠어요. '어떤 운동을 할까' 라고 생각하기보다는 뭐

가 됐건 시작을 하는 게 더 중요합니다. 가까운 공원을 산책해도 좋고, 요가 비디오를 보고 스트레칭만 따라해보는 것도 좋아요. 어딘가를 가야 한다는 스트레스를 받지 말고 마침 움직일 기회가 왔구나 생각하면서 움직이는 걸 충분히 즐겨보자는 마음을 가져보세요. 30분 일찍 약속장소에 걸어간다든지, 2킬로미터 정도 떨어진 마트를 매일 가서 한 가지 물건만 사서 돌아오는 것을 반복한다면 당연히 운동이 될 수 있어요. 그렇게 몸을 움직이는 데 익숙해지고 나면 스트레칭이나 등산, 수영이나 자전거 타기 같은 유산소 운동을 생각해볼 수 있겠죠. 자신의 취향에 맞고 즐겁게 할 수 있는 운동이라면 효과도 더욱 클 거예요. 그나저나 꼼수 님은 아침식사는 거르지 않고 잘 드시는 편인가요?

Q 아니오. 고등학교 때부터 아침을 안 먹는 습관이 몸에 배서 이젠 아침에 뭘 먹으면 속이 거북해요.

A 저런, 당장 아침식사를 하는 습관부터 들여야겠네요. 학자들이 여러 통계와 논문을 통해 입증한 바에 따르면 아침식사를 하는 그룹이 그렇지 않은 그룹보다 살이 덜 찌고, 다이어트에 성공한 경우에도 아침식사를 하는 그룹이 요요현상을 덜 겪는 것으로 확인되었다고 해요. 아무리 바쁘더라도 저지방 우유와 시리얼 정도라도 챙겨 먹는 것이 다이어트에 도움이 됩니다. 아침을 먹지 않으면 신진

대사의 시작 시그널이 오지 않아 전체 대사가 늦어지고, 오전의 학습이나 업무에 능률이 떨어진다고 해요. 자연히 점심을 과식하거나 간식을 찾기 쉽고요. 또한 밤새 공복이던 상태에서 공복 시간이 더 지속되면 우리 몸은 스트레스 상태로 돌입하여 지방을 축적하려는 스트레스호르몬 분비가 많아져 몸이 피곤해지고 지방은 더 불어난다는 걸 꼭 기억해야 해요. 간단하게라도 아침식사를 하는 것이 젊은 여성의 다이어트에는 필수입니다.

Q 아침식사가 다이어트에도 도움이 되는 줄은 몰랐어요. 꼭 챙겨 먹도록 노력할게요. 그리고 뷰티박사님, 이왕이면 점심, 저녁식사를 할 때도 다이어트에 도움이 되는 음식을 먹고 싶은데 어떤 게 좋을까요?

A 우선 근육을 만들 수 있는 양질의 단백질이 풍부한 식품을 챙겨 먹는 게 좋은데, 고기보다는 달걀이나 생선, 해조류가 더 좋아요. 고기의 경우 동물성 단백질이 풍부하지만 포화지방의 함량이 높아 너무 많이 섭취하면 당뇨병, 동맥경화증의 원인이 되어 심혈관질환을 일으킬 가능성이 높아요. 또 굽는 과정이나 염장 과정에서 생기는 물질은 발암 성분이 될 수 있으므로 주의가 필요하지요. 하지만 달걀은 완전식품이라고 불릴 정도로 다양한 종류의 영양소를 고루 갖춘 식품이에요. 달걀에 들어 있는 양질의 단백질 성분은 소화흡수도 잘 되고, 노른자에 들어 있는 비오틴은 탈모를 막아주는 역할

도 해요.

우유도 저지방 우유를 마시는 게 좋은데, 저지방 우유를 매일 마시면 근육량이 늘고 골량은 줄지 않으면서 체지방을 줄이게 되어 효과적인 S라인을 만드는 데 도움을 줍니다. 즉 우유에 함유된 칼슘은 지방세포가 지방 축적을 중지하고 지방을 태우게 하여 지방세포 크기를 줄이기 때문에 몸무게가 감소되고, 우유에 함유된 양질의 단백질은 탈모, 근육량 감소를 예방할 수 있어요. 또한 굴에는 아연이 풍부해서 성장호르몬의 분비를 돕고, 고등어나 연어에는 몸에 좋은 필수지방산이 풍부해 혈관을 맑게 하는 데 도움을 주지요.

이 외에도 양질의 단백질과 식이섬유의 공급원으로 좋은 아몬드, 식이섬유와 항산화 영양소가 풍부한 현미나 보리 같은 잡곡, 아미노산, 핵산, 비타민 등의 영양소가 매우 풍부한 버섯류, 브로콜리, 블랙베리, 블루베리, 아스파라거스, 파프리카 같은 채소류, 식이섬유와 칼륨이 풍부한 바나나도 다이어트에 도움이 되는 식품들이랍니다.

**별별 다이어트 요법들**

**뒤캉 다이어트** 프랑스의 뒤캉 박사가 소개한 것으로 앳킨스 다이어트나 사우스비치 다이어트 등 탄수화물을 제한하고 단백질을 섭취하는 방법. 초기 감량을 빠르게 유도하는 장점이 있지만 당질을 극단적으로 제한했을 때 오는 심리적 공복감으로 음식 절제능력을 잃을 수도 있다. 그럴 경우 당질 식품을 폭식할 우려가 있고 한쪽으로 치우친 영양 섭취는 오히려 몸에 스트레스로 작용하여 같은 양의 칼로리를 섭취해도 지방 축적이 많아질 수 있다.

**친환경 다이어트** 영국의 환경잡지인 『에콜로지스트』에 실린 「중대한 비만 문제」라는 기사에서 해밀턴 박사는 전 세계적인 비만 증가의 근본 원인으로 환경오염, 농약, 플라스틱, 방부제 등의 인공 화학물질을 꼽았다. 이러한 식품의 반복적인 섭취는 우리 몸의 신경계와 호르몬계의 조절 기능을 교란시켜 몸의 균형을 깨뜨리게 만들고 결국 비만, 암, 심장질환, 불임, 학습장애, 소화장애 등의 문제를 초래한다. 따라서 미네랄, 비타민이 풍부한 천연식품, 특히 유기농 채소와 과일을 섭취하고, 인공 첨가물이 들어간 음식을 피한다.

**디톡스 다이어트** 항산화 성분이 많이 포함되어 셀룰라이트를 적게 만드는 안티셀룰라이트 식품들을 선택한다. 항산화 영양소가 든 식품은 신진대사를 촉진하고 전신 순환을 좋게 하여 노폐물이나 지방의 정체를 줄인다. 주로 비타민, 미네랄이 풍부하고 섬유소가 많으며 양질의 필수 아미노산이 풍부한 식품들, 토마토나 레몬이 여기에 속한다.

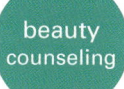

beauty
counseling

# 화장을 한 채로 운동을 한다고요?

20대 중반의 L씨는 비만클리닉을 다니면서 몸매 관리를 위해 운동을 시작했다. 그런데 운동하면 피부도 좋아진다더니 여드름이 더 심해졌다고 하소연했다. 어떤 운동을 하는지 물어보니 소위 물 좋다는 헬스클럽에서 개인 트레이닝을 받는다고 했다. 화장을 하고 운동을 하는지 물었더니, 그곳에는 괜찮은 사람들도 많고 트레이너 선생님도 잘생긴 분이라 당연히 화장을 하고 한다고 대답했다.

우리가 흔히 저지르기 쉬운 실수 중 하나가 완벽 메이크업을 하고 운동을 하는 것이다. 이런 경우 땀과 노폐물이 메이크업 잔여물과 함께 모공을 막기 때문에, 운동으로 피부 순환이 좋아진다고 해도 피부 트러블이 생길 수밖에 없다. 그러니 운동을 할 때는 가능한 한 화장을 가볍게 하거나 기초화장만 한 상태로 하는 것이 몸매와 피부를 위해서 바람직하다. 예쁘게 보이려고 피부를 포기할 수는 없지 않을까?

여름이 되면 섭씨 1도 오를 때마다
피지 분비는 10%씩 증가하고
모공도 커진다.
자외선 강도도 높아지면서
주근깨나 기미가 진해진다.
더위에 지쳐 차가운 음식만 찾다가는
자칫 영양 공급에 소홀할 수 있고,
무리한 다이어트를 거듭하다 보면
피부가 엉망이 될 수도 있으니,
몸과 피부가 모두 지치지 않도록
관리해주는 것이 여름철의 포인트!

summer

여름

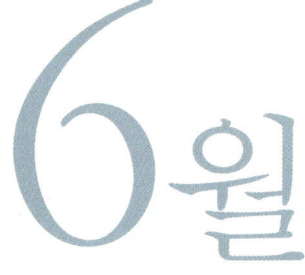

**6월**

:: june

" 여름을
대비하는 피부,
넓어지는
모공을 사수하라!"

# 깨알 같은 블랙헤드 때문에 고민이에요!

**Q**  뷰티박사님, 코 주변에 우둘투둘하고 깨알 같은 점들이 많이 생겼어요. 이게 블랙헤드라는 거죠? 저는 세수도 열심히 하고 일주일에 한두 번씩은 꼭 팩도 해주는데 이 블랙헤드가 도무지 개선될 기미가 안 보여요. 땀 분비가 많은 여름이 성큼 다가오니 더 신경이 쓰이는데, 어떻게 해야 할까요?

– 암사동 깔끔이

**A**  암사동 깔끔이 님, 블랙헤드는 세수를 깨끗이 한다고 해서 없어지는 게 아니에요. 이 블랙헤드가 사실은 못처럼 생긴 각전의 머리 부분이라는 걸 다들 지나치기 때문이죠. 각전은 피부 깊숙이 박혀 있기 때문에 각질 제거제로 문지르는 정도로는 없어지지 않아요. 떼어내는 팩도 마찬가지고요. 게다가 팩은 자극이 심하기 때문에 잘못하면 피부를 손상시킬 수도 있어요.

**Q**  각전이라고요? 각전이란 말은 처음 들어보는데요.

A   각전에서 '전'은 나무못 전(栓)자를 써요. 못처럼 피부에 콕
    박혀 있기 때문이죠. 각전은 모공 속에 쌓인 오래된 각질과
피지가 섞인 덩어리를 말해요. 이 각전 때문에 모공 출입구가 막히면
모공 속에 걸쭉한 돼지기름 같은 물질이 쌓이면서 점점 모공이 커지
게 됩니다. 게다가 각전이 한번 생기면 묵은 각질이 정상적인 경우보
다 4배나 더 빨리 생기니 정말 큰일이지요. 여기에 세균이 침투하게
되면 한국 여성들의 40%가 고민하는 여드름이 생기는 거고요. 각전
은 아무리 화장품을 바르고 세안을 해도 잘 없어지지 않으니 평소 모
공 관리를 잘해줘야 해요.


Q   모공은 누구나 다 원래 있는 건데 그걸 관리한다는 말이 좀 낯설
    어요. 어떻게 관리하는 게 좋은가요?


A   우선은 모공 속 더러운 부분을 제거하는 것이 가장 시급해요.
    그리고 피지가 분비될 때마다 피지 제거를 해주어야 각전으
로 쌓이지 않죠. 일주일에 한 번 정도는 팩이나 스크럽제로 딥클렌징
을 해서 모공 속 노폐물과 피지를 말끔히 제거해야 하는데, 클렌징
전에 스팀타월로 모공을 열어주면 피지를 닦아내는 데 도움이 됩니
다. 스팀타월을 하면 각질이 부풀게 되는데, 이때 세안제나 팩으로
모공 속의 노폐물을 제거하면 피지가 효과적으로 제거될 수 있지요.
모공 깊숙이 박힌 피지는 스크럽제를 사용해도 없어지지 않아요. 힘

을 주어 문지르면 각질의 케라틴이 나와서 피지의 유분과 섞여 오히려 모공을 막을 수도 있고요. 가능한 한 케라틴이 나오지 않도록 부드럽게 터치하고 세안할 때는 콧방울을 손톱으로 조심스럽게 누르며 문지르거나 브러시를 사용해야 해요. 그리고 나서 클렌징폼의 거품을 풍부하게 내어 정성스럽게 닦고 비누 성분이 남아 있지 않도록 잘 헹구어줍니다. 이처럼 모공에 더러운 피지 찌꺼기가 남지 않도록 관리해주면 블랙헤드도 점점 줄어드는 걸 확인할 수 있을 거예요. 좀 더 심한 경우라면 각전 푸시라고 해서, 짜내는 방법을 써야 하고요.

**Q** 피지를 짜내면 모공이 커지지 않나요?

**A** 네, 피지를 짜서 모공이 넓어지는 것은 아니지만, 잘 못 짜면 더 넓어질 수 있고 흉터도 생길 수 있지요.

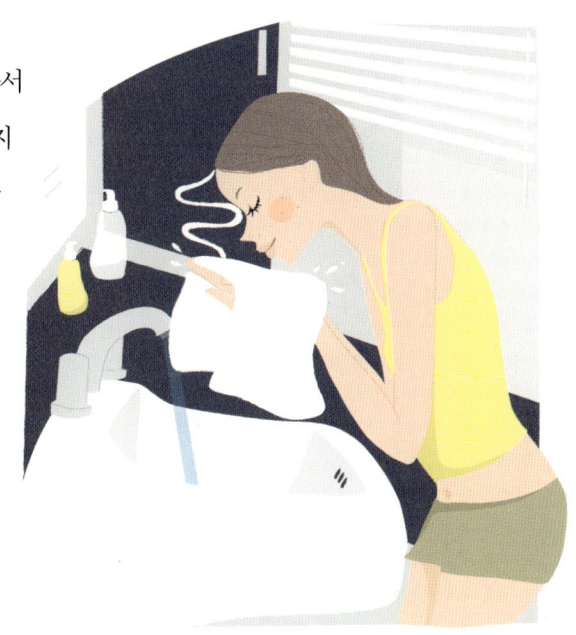

한번 커진 모공은 시술의 도움을 받기 전에는 좀처럼 줄어들지 않아요. 그러니 모공을 깨끗하게 관리하는 것이 무엇보다 중요하죠. 피지를 짜낼 때에는 먼저 피부를 유연하게 만들어줘야 하는데, 목욕하기 전에 산성 로션으로 볼과 턱 부근을 잘 닦은 다음 욕조 속에 들어가 증기로 충분히 피부를 불려야 합니다. 건조한 상태로 무리하게 짜면 염증이 생길 수도 있고, 모공은 더 커지게 돼요. 수증기 상태의 물 분자는 서로 끌어당기는 힘이 약해져 피부 속까지 침투하는 능력이 높아질 뿐 아니라 기체 상태라 피부에 자극도 적어요. 피부가 충분히 불려졌다 싶으면 손가락으로 가볍게 밀어서 묵은 각질을 밀어내보세요. 피지 찌꺼기들이 밀려나가는 걸 눈으로 확인할 수 있을 거예요. 그리고 나서 손가락에 거즈를 감아서 각전을 밀어내는데요, 한 손가락으로는 자리를 잡고, 다른 손가락으로는 V자로 밀어올리듯이 짜내세요. 이때 너무 무리한 압력을 가하면 트러블이 일어날 수 있으니 조심해야 해요. 어느 정도 제거됐다 싶으면 산성 화장품으로 마무리해서 늘어난 모공을 조여주는 것도 잊지 말고요.

Q 뷰티박사님, 그런데 모공은 왜 넓어지는 거죠?

A 모공이 넓어지는 이유는 크게 두 가지예요. 하나는 과도한 피지 분비로 인한 모공 확장이고, 또 하나는 노화되면서 탄력을 잃은 피부가 늘어져 모공도 함께 늘어지는 경우예요. 날씨가 더워질

수록 피지 분비는 더 왕성해지는데, 보통 기온이 1도 올라갈 때마다 피지도 10%씩 증가한다고 해요. 모공의 크기는 피지 분비량과 비례한다고 볼 수 있으니 여름이 가까워질수록 모공 관리에 더욱 신경을 써야겠지요. 모공이 넓어지지 않도록 하려면 피부를 쾌적하게 유지할 필요가 있겠죠? 실내 온도가 너무 높지 않은지 점검하고 수시로 찬물을 얼굴에 패팅해주어 피부 온도를 낮추려는 노력을 해야 합니다.

**Q** 모공이 넓어지는 걸 막기 위한 생활수칙 같은 게 있을까요?

**A** 모공 관리는 시간과 정성이 많이 드는 일이라 쉽지 않아요. 간혹 없던 모공이 갑자기 생겼다고 말하는 사람들이 있는데, 이건 잘못 알고 있는 거예요. 모공은 긴 시간 동안 천천히 누적되어 눈에 띌 만큼 나타나는 법이거든요. 30~40대에 갑자기 모공이 확대되었다고 느끼는 경우도 사실은 노화가 겹쳐서 일어난 것입니다. 모공이 더 이상 넓어지지 않게 하려면 세 가지를 기억해야 해요. 첫 번째는 피부 탄력을 높여야 하고, 두 번째로는 모공 청소를 깨끗이 해서 모공이 막히지 않도록 하고, 세 번째로는 피지가 적게 분비되도록 조절해야 하는 거예요.

이것들을 기억하면서 앞서도 말한 것처럼 세안할 때 스팀타월과 딥 클렌징으로 모공 속 노폐물과 피지를 말끔히 제거하고, 피지 분비가 많아지는 상황은 되도록 피하세요. 우리 몸은 스트레스를 받거나 피곤하면 피지가 더 많이 분비되니 불규칙한 생활을 피하고 균형 잡힌 식사로 몸의 건강을 찾아야 합니다. 특히 비타민 C는 피지선을 깨끗이 해주고 콜라겐 재생을 촉진시켜주어 노화로 느슨해진 모공에 탄력을 주므로 꾸준히 복용하는 게 좋아요.

Q 아까 모공을 축소하는 데 시술의 도움을 받을 수도 있다고 말씀하셨는데, 어떤 시술이 있나요?

A 우선 피지가 적게 분비되도록 하기 위해 피지 조절제를 복용하는 방법이 있어요. 이 약은 비타민 A 유도체인 이소트레티노인 성분으로 피지 분비를 줄이는 효과가 있어서 여드름성 피부에 도움이 되지요. 단 구강과 눈가 건조증이나 가려움증, 구토 같은 부작용이 동반될 수 있으니 주의해야 해요. 그것 말고는 진피층에 강력한 고주파 시술을 해서 모공을 조여주고 콜라겐과 엘라스틴의 재생을 촉진시키는 방법이 있어요. 뉴서마지, 폴라리스 레이저, 리펌 레이저, 프락셀, 프락셔널 레이저, 인트라셀, MTS, PRP 등의 여러 시술방법이 있죠. 레이저 종류에 따라 2~3주 간격으로 3~5회 정도 치료를 받으면 모공과 주름, 여드름 흉터에 만족할 만한 효과를 볼 수 있어요. 모공이 매우 크고 여드름 흉터가 함께 있다면 피부 박피술이 도움이 될 수 있어요.

# 모공이 넓어지지 않도록
# 미리미리 예방하는 방법

**여드름 관리** 여드름을 손으로 잘못 짜면 흉터가 남고 이로 인해 모공이 커지게 된다. 함부로 짜서 흉터가 남는 일이 없도록 하고, 손의 청결에도 신경을 써야 한다. 모공이 넓어지는 것을 최대한 막으려면 적절한 때에 전문적인 치료를 받는 것이 중요하다. 스케일링을 받아 모공을 자연스럽게 열어준 상태에서 모공 속 피지와 노폐물을 걷어내는 치료를 받으면 늘어난 모공의 내용물이 감소하는 효과가 있다.

**봄에서 여름 사이의 관리** 모공은 봄에서 여름 사이에 가장 넓어진다. 이유는 점차 기온이 상승하면서 모세혈관이 확장되어 땀과 피지 분비가 왕성해지고, 먼지나 바람 같은 외부 오염원도 많아지는 시기이기 때문이다. 이때는 평소보다 더욱 철저하게 클렌징에 신경을 써서 모공을 청결히 하고 모공 관리 제품을 사용하도록 한다.

**잦은 사우나, 찜질방, 뜨거운 목욕 피하기** 사우나나 찜질방처럼 온도가 높은 곳에 있으면 모공이 자연히 확대되는데, 간혹 피지가 많이 빠져나와  개운하고 깨끗하다고 생각하는 경우가 많다. 그러나 이런 경우 땀을 많이 흘려 몸에서 수분이 빠져나와 피부가 더 건조해지고, 피부의 탄력은 떨어져 오히려 모공이 늘어지고 커지게 된다.

**과다한 피지 분비에 주의** 평상시보다 피지 분비량이 많아져 얼굴이 금방 번들거린다면 모공이 커지게 될 것이라는 신호이다. 갑자기 피지 분비가 많아지는 이유는 유전적인 것이라기보다는 호르몬의 이상 작용이나 심리적인 원인, 스트레스 등의 내적 원인과 비타민이 결핍되었을 때와 같이 다양한 원인이 있으므로 조심해야 한다.

**스트레스, 수면 부족, 과음, 흡연 줄이기** 스트레스는 피지 분비를 왕성하게 하는 주범으로 밤에 늦게 자거나 수면 부족이 계속되면 피지 분비가 촉진되면서 피부 타입도 지성 피부로 변하기 쉽다. 또한 과음을 했을 경우, 알코올이 산화될 때 지방만 남게 되어 콜레스테롤 수치가 높아지며 이때 피부의 피지 분비가 왕성해지므로 모공이 넓어지게 된다. 흡연을 하는 경우 흡연으로 인한 활성산소의 공격으로 다량의 비타민 C가 소모된다. 또한 담배는 말초순환장애를 일으켜 혈액순환이 원활하지 못하게 방해하므로 여드름이 심해지고 피부 대사에도 좋지 않은 영향을 주게 된다.

**자극적인 음식이나 탄수화물, 지방질이 많은 음식 피하기** 탄수화물(당분)을 분해하려면 비타민 B군이 많이 필요하기 때문에 탄수화물 섭취가 많아지면 비타민 B군이 부족해진다. 비타민 B군이 부족해지면 피부가 지성화되며 여드름이 생기기 쉬운 상태가 되므로 탄수화물 섭취를 줄이는 것이 좋다. 또한 기름진 음식, 자극적인 음식은 피지 분비를 증가시킨다.

# 내 피부에 물을 주자!

Q 뷰티박사님, 저는 피부가 건조한 편이라 보습이 늘 걱정이에요.
얼마 전까지도 유분 크림을 달고 살았거든요. 그런데 여름이 시작
되니 땀도 많이 나서 계속 유분 크림을 쓰는 게 좋을지 망설여지네요. 저
처럼 피부가 건성인 사람은 여름철에 수분 케어를 어떻게 하는 게 효과적
일까요?

– 쌍문동 마른풀

A 쌍문동 마른풀 님, 건성 피부인 사람도 온도와 습도가 높은
여름철에는 피지 분비가 높아지면서 건성 정도가 줄어듭니
다. 그러니 건성 피부라고 무조건 유분감이 많은 것을 사용해야 하는
것은 아니에요. 보통 건성 피부 중에서도 정도가 심한 악건성의 경우
는 전체 피부의 수분과 유분이 모두 감소한 상태이니 수분만 보충해
서는 이를 보호할 유분이 부족하기 때문에 수분도 곧 증발하고 말지
요. 건조한 계절에는 수분뿐 아니라 유분감이 있는 크림이나 오일로
수분의 보습막을 만들어주어 보습력을 유지할 수 있지만, 습하고 더

운 여름에는 화장품 사용도 달라져야겠죠. 이때는 피지 분비가 늘어나기 때문에 유분감이 강한 제품이나 오일 제품을 사용하면 뾰루지가 날 수 있으니 주의가 필요합니다. 건조한 정도에 따라 보습 크림 정도로도 보습력을 증대시킬 수 있어요. 만일 악건성이라면 유분감이 약간 있는 것이 필요하고, 부분적으로 건조 정도가 다르게 느껴지는 경우라면 T존은 유분이 없는 것을 선택해 달리 바르는 것이 좋습니다.

Q 그럼 여름철에 맞는 수분 화장품을 고르는 노하우가 있을까요?

A 최근 들어 히알루론산 성분이 포함된 보습 크림이 크게 인기를 끌고 있는데, 히알루론산은 자기 무게의 100~1,000배까지 수분을 흡수할 수 있는 능력이 있는 보습인자입니다. 진피층의 수분량이 잘 보존되도록 도와주지요. 하지만 같은 보습인자들이 들어 있다고 하더라도 제품에 따라 피부 흡수력이 다르기 때문에 효과는 차이가 날 수 있어요. 각질층을 잘 통과하려면 입자가 작은 에멀전 형태가 더 용이하므로 세럼이나 에센스 제품이 더 효과적으로 유효 성분의 흡수를 도와준다고 볼 수 있겠죠. 우선 토너의 경우 지성용이나 알코올이 가미된 것은 사용하지 않는 것이 좋습니다. 보습력을 유지해주기 위해서는 수분 에센스를 사용하도록 하고 피부의 정도에 따라 보습 로션이나 크림을 발라줍니다. 간단히 설명하자면 유분감

이 있는 T존에는 로션 타입을 바르고, 볼이나 눈 주위는 건조하므로 여기에는 크림 타입이나 리치한 타입을 사용하는 거지요.

**Q** 데일리케어 방법도 궁금해요.

**A** 데일리케어의 경우 보통 쓰던 제품에서 유분감이 과하지 않도록 사용에 주의하고 보습은 지속적으로 보충해주어야 합니다. 여름철이라도 건조하다면 가습기를 틀어주고 수분은 물론 과일, 채소를 잘 섭취하여 건조해지지 않도록 해야 하죠. 장마철이 시작되면 습도와 온도가 모두 상승하므로 피지 분비와 수분감 증가로 건조는 큰 문제를 일으키지 않아요. 오히려 염증과 트러블이 문제가 될 수 있죠. 이때는 세안에 주력해야 합니다.

**Q** 아까 히알루론산 성분이 포함된 보습 크림 말씀을 하셨는데, 먹는 히알루론산도 나왔더라고요? 먹는 보습 제품은 얼마나 효과가 있나요?

**A** 피부의 부족한 성분을 내부에서 섭취한다고 해서 바로 피부에 도달한다고 할 수는 없어요. 최근의 먹는 제품들은 기술 발달로 히알루론산의 피부 도달이 높아졌다고 합니다. 그러나 노화로 인해 점차 줄어드는 콜라겐과 같은 것을 음식으로 보충해준다고

해서 바로 그 표적장기에 가는 것은 아닌 것처럼 히알루론산을 먹는다고 즉시 탱탱하게 보습이 된다고 볼 수는 없는 거지요. 물론 진피층에 침투한 히알루론산은 수분을 100배 이상 끌어당기는 힘이 있어 보습의 주체가 되고 탄력을 유지해주는 지지대가 되기도 합니다. 또한 먹는 히알우론산이 곧 피부로 가는 것은 아니지만, 이 성분이 부족한 많은 여성들에게는 효과를 발휘할 수 있습니다. 이 외에도 건조나 주름의 원인이 되는 독성 산화물질로부터 피부의 면역을 증가시키는 항산화 성분이나 미백이나 탄력에 도움을 주는 비타민 C, 항산화 식품 종류를 섭취하는 것도 도움이 됩니다. 단백질이나 지방산 섭취 부족으로 피부에 탄력이 없고 윤기가 나지 않는다면 육류의 살코기나 생선 등을 많이 섭취하는 것이 효과적일 수도 있고요.

Q 저는 피부 관리에서 가장 중요한 게 수분케어라고 생각하는데요, 건강한 피부의 기준이 되는 적정 수분량은 얼마인가요?

A 피부는 우리 몸 전체에 있는 수분의 25~35%를 소유하고 있습니다. 약 9리터에 해당하는 수분이 집중돼 있는 셈이죠. 피부는 이 수분을 신체의 필요에 따라 조금씩 밖으로 배출하는데, 정상적인 피부 감촉을 나타내기 위해서는 20% 내외의 수분이 피부에 함유돼 있어야만 합니다. 하지만 그 이상이 되면 피부가 부풀고 들떠서 부석부석해 보이니 피부에 수분 함량이 지나치게 많은 것도 좋다고는 볼 수 없어요. 반대로 수분 함량이 10% 이하가 되면 피부가 건조하고 가려우며 거칠어 보이고 갈라지기도 합니다. 이러한 현상이 장기화되면 피부의 보호막 기능이 떨어져 주름이나 피부 트러블 등 부작용이 발생하게 되지요.

## beauty tip!

# 수분 유지를 위한 피부 관리법

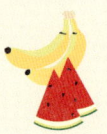

● 수분을 유지하기 위해 일주일에 1~2회 정도 수분 팩을 한다.

● 양질의 단백질 식품과 채소, 비타민 C가 풍부한 음식을 섭취한다.

● 규칙적인 생활, 숙면과 적당한 휴식을 취한다.

● 물을 충분히 마셔 피부에 수분을 충분히 공급한다.

● 술, 담배는 금한다.

● 설탕, 밀가루 같은 단순 당질은 피부를 건조하게 하므로 피한다.

● 지방이나 당분, 요오드 함유 식품은 피지 분비를 자극하고 여드름을 악화시키므로

  피한다.

● 카페인이 든 음료나 식품을 많이 섭취하면

  이뇨작용으로 인해 피부가 건조해지니 피한다.

● 세안이나 샤워를 할 경우 뜨거운 물이 아니라 피부 온도보다 약간 높은 미지근한 물

  을 사용하고 약간 시원한 물로 헹군다.

● 피부 건조가 심하면 자극이 되는 세안, 각질 제거를 피한다.

● 때수건이나 스펀지 등 물리적 마찰을 통해 피부의 때나 각질을 강제로 벗겨내는 것

  은 절대 금물이며, 부드러운 클렌저로 거품을 충분히 내어 피부에 닿는 계면활성제

  의 표면적을 늘린 후 부드럽게 터치하여 헹구어낸다.

# 하루에 얼마나 물을 마시나요?

40대 초반의 B씨는 나이보다 피부가 더 건조하고 탄력이 떨어져 고민하고 있었다. 이런저런 평소의 습관들에 대해 얘기를 나누다가 하루에 얼마나 수분을 섭취하는지 물어보았다. 처음 대답은 "많이 마셔요"였다. "얼마나 많이요?" 하고 구체적으로 물었더니, 아침에 한 컵 마시고, 밥 먹을 때마다 한 컵씩 마신다고 했다. 그러면 하루에 4~5컵을 마신다는 말이다. 우리나라 사람들이 평균적으로 마시는 물의 양도 4~5컵이라고 한다. 200cc 컵으로 따지면 하루에 마셔야 할 물의 양은 8~10컵인데 이에 훨씬 못 미치는 양인데도 많이 마신다고 생각하는 경우가 많다. 가능하면 아침 공복에 1~2컵을 마시고, 식사할 때에는 한 컵을 넘지 않게 마시는 것이 위장에 좋다. 아침, 점심, 저녁 사이 식간에 두 컵 정도를 한두 모금씩 계속 마시고 저녁 먹고 한 컵 이하로 마시면 하루 8~10컵은 거뜬히 마실 수 있다. 만일 체내 수분이 부족한 만성탈수 상태라면 피부에까지 수분 공급이 안 되니 피부도 건조해지기 쉽다. 수분을 보충하는 데는 3박자를 함께 맞추는 것이 중요하다. 그중 하나가 바로 내부의 수분 보충이다. 여기에 가습기 등을 이용해 실내 습도를 맞추어 외부 수분을 유지하고, 피부 표면에 보습 크림이나 에센스, 페이스 오일 등으로 수분력을 유지해주는 것이다. 이 3박자를 기억한다면 피부는 늘 물기를 머금게 될 것이다.

# 피부 온도를 낮춰라!

**Q** 뷰티박사님, 여자 피부는 여름에 확 늙는다는 얘길 들었어요. 이
게 대체 무슨 뜻인가요? 저는 지금까지 건조한 겨울철에 더 노화
가 빨리 진행된다고 생각했거든요. 그래서 여름에는 노화 따위는 신경 쓰
지 않았는데… 뜨거운 여름철에는 밖에 나다니지 말아야 한다는 걸까요?

— 구로동 햇살누리

**A** 구로동 햇살누리 님, 피부와 온도의 상관관계를 알면 궁금증
이 풀리실 것 같군요. 그걸 먼저 알려드릴게요. 보통 체온이
36.5도가 평균이라고 할 때 피부 온도는 이보다 5~6도 낮은 31도 정
도를 정상 온도라고 할 수 있어요. 하지만 여름 한낮에 직사광선을
15분 정도 받고 있으면 피부 온도는 40도 이상으로 올라가는데, 이렇
게 열 자극을 받으면 피부의 콜라겐 분해효소가 증가해서 탄력을 잃
게 됩니다. 탄력 외에도 모공 확장, 피지 분비 증가, 피부 손상 등이
복합적으로 작용해서 노화를 촉진시키는 거죠. 그러니 여름을 어떻
게 보내느냐에 따라 피부 나이가 달라진다는 말이 나오는 것도 과언

은 아닌 거죠.

**Q** 피부 온도가 올라가면 피부에 구체적으로 어떤 변화가 일어나는 거죠?

**A** 피부 온도가 높아지면 모세혈관이 확장되고 피부는 건조해지며 모공은 확대되고 탄력은 저하됩니다. 지속적으로 자외선이나 열에 노출되거나 스트레스나 자극 등으로 피부 온도가 높아진다면 피부 모세혈관의 탄력이 낮아져 혈액순환이 저하되고 붉거나 누런 기가 많아지죠. 그러면 얼굴빛이 불투명해지고 칙칙한 피부가 된답니다. 또한 진피층의 콜라겐 생합성이 떨어지고 진피층 탄력섬유의 분해가 증가되어 주름이 많아지고 깊어지게 됩니다. 한마디로 피부가 늙어버리는 거죠.

**Q** 햇빛 말고도 피부 온도를 높이는 다른 요인이 있나요?

**A** 대표적으로는 우리나라 사람들이 좋아하는 뜨거운 목욕을 들 수 있겠네요. 목욕물 온도는 대략 42~45도이니 물속에 오래 있으면 피부 온도도 자연히 올라가죠. 물속에 들어가지 않더라도 찜질방이나 사우나처럼 온도가 높은 환경에 오래 노출되어 있는 경우, 주방의 가스레인지 앞에서 장시간 요리하는 경우, 자극적인 음식

이나 향신료가 많이 들어간 음식, 매운 음식을 먹는 경우, 술을 마시거나 질병에 걸려 열이 나는 경우, 과도하게 각질을 제거하는 경우도 피부 표면의 온도를 올리는 요인이 될 수 있습니다. 피부 트러블이 있거나 곧잘 붉어지는 예민한 피부도 피부 온도가 높게 나타납니다.

**Q** 우와, 일상생활에서도 피부 온도를 높이는 요인이 많네요. 그럼 피부 온도가 올라가는 것을 피하려면 어떻게 해야 하죠?

**A** 여름철 열기를 식히기 위해서는 찬물로 세안하는 걸 가장 먼저 떠올릴 텐데요, 피부에는 너무 차가운 물도 뜨거운 물과 마찬가지로 손상을 주는 자극이 될 수 있습니다. 피부 타입에 따라 세안 온도나 세안 후의 관리법도 달라요. 우선 건성 피부는 피부 표피가 얇기 때문에 얇고 섬세한 피부 결에 자극을 주어 탄력을 잃거나 악건성 피부가 되지 않도록 여름

철 세안도 피부 온도와 비슷한 미지근한 물로 해야 합니다. 세안 후에는 수분을 충분히 섭취해주고 항산화제가 풍부한 채소와 과일을 많이 먹는 것이 좋습니다. 지성 피부나 여드름성 피부는 산뜻한 클렌징 워터나 젤 타입을 사용하고 클렌징폼으로 이중 세안을 하는 게 좋아요. 강한 자외선에 노출되면 피부가 쉽게 달아오르는 성질이 있으므로 얼음을 수건에 싼 아이스팩으로 진정시켜주면 도움이 된답니다. 중성 피부는 규칙적인 각질 제거와 보습에 신경 써야 하므로 일주일에 한두 번 정도는 스크럽제를 사용해 세안하는 것이 좋아요. 차가운 얼음물을 솜에 묻혀 팩을 하거나 냉장 보관한 토너를 화장솜에 묻혀 달아오른 피부를 중심으로 톡톡 두드려주면 진정 효과가 있어요.

Q  아무래도 여름엔 미스트를 많이 사용하게 되는데 요즘엔 미스트도 다양하게 출시되었더라고요. 어떤 제품을 선택하면 좋을까요?

A  사무실이나 실내에 오랫동안 머물 경우 미스트를 수시로 뿌려주면 건조하고 달아오른 피부를 진정시켜주는 효과를 볼 수 있어요. 비행기를 타고 장시간 여행할 때도 기내가 매우 건조하므로 이때 휴대하면 편리하지요. 그런데 물만 분사해준다면 피부 표면에서 증발하면서 오히려 피부의 수분을 빼앗아갈 수도 있어요. 그러니 미스트에 보습 성분이 가미되어 수분 증발을 막아주거나 항산화

성분이 함께 들어 있어 피부 면역력을 높여주는 제품을 택하는 것이 좋습니다. 미스트를 뿌리고 나서는 얼굴을 톡톡 두드려주어 피부에 잘 스며들도록 하는 것도 좋은 방법입니다. 하지만 너무 자주 뿌리면 오히려 모공을 막고 주변의 먼지와 화장 때를 심어주는 꼴이 되어 트러블의 원인이 될 수 있으니 주의하셔야 해요.

## beauty tip!

## 민트 같은 허브를
## 피부에 바르거나 먹으면 시원할까?

민트 잎 속에 들어 있는 멘솔 성분은 피부 속 냉각 수용세포들을 자극하기 때문에 보통

화장품에 향을 더하고 침투를 촉진하는 수렴 성분으로 이용된다. 또 신체에 진통작용을

해 파스 성분으로도 사용되며, 가려움증을 억제하는 효과가 있어 벌레에 물린 상처에도

사용된다.

하지만 피부와 점막을 자극할 수 있어서 연속해서 사용하는 경우 점막장애를 초래할 수

도 있다. 약간 향을 내는 정도만 사용하는 경우에는 청량감과 시원

한 느낌을 주지만 너무 많이 사용하면 오히려 피부 자극을 초

래하므로 주의가 필요하다. 반면 멘솔 성분이 들어간 차를

마실 경우에는 혈행을 촉진하고 신진대사를 증진시켜 혈

액순환을 좋게 해주는 효과를 기대할 수 있다.

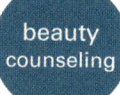

# 너무 잦은 사우나는 피부를 괴롭하는 일!

30대 초반 M씨의 취미생활 중 하나는 사우나에 가는 것이다. 피로가 겹치고 전신이 힘들 때, 사우나에서 땀을 쫙 빼면 체중도 줄고 몸도 가벼워져서 좋다는 것이다. 하지만 사우나의 증기로 수분을 듬뿍듬뿍 머금었을 것 같은 그녀의 피부는 매우 건조하고 안면 홍조를 보일 뿐 아니라, 눈가 주름도 눈에 띄었다. 당장은 시술을 통해 피부에 탄력을 주고 홍조를 없앨 수는 있지만, 앞으로 이런 현상이 또다시 생기지 않도록 하는 것이 가장 큰 관건이었다.

그녀의 피부가 이렇게까지 된 것은 잦은 사우나에 원인이 있었다. 사우나를 하면 피부는 고열에 노출되고, 땀을 많이 흘리면 탈수가 일어나 오히려 수분을 빼앗기게 된다. 그러다 보니 열에 의한 노화로 점차 모공은 늘어지고 피부는 탄력을 잃게 되었던 것이다. 게다가 건조해지면서 열에 노출된 피부는 모세혈관이 확장되었다가 돌아오지 않으면서 안면 홍조도 심해졌다. 또 자극적인 때밀이는 피부에서 벗겨져 나가지 말아야 할 각질층까지 벗겨내 개운한 느낌을 받긴 했지만, 극건조 피부 염증을 초래해 피부 상태가 매우 나빠졌던 것이다. 당장 나빠진 부분은 시술을 통해 개선하면서 잦은 사우나를 피하라고 조언했고, 그녀의 피부는 점차 좋아졌다.

# 7월

:: july

"땀과 분비물이
많아지는 여름,
몸매도 함께 돌본다"

# 자외선은 얼굴만 공격하는 게 아니다!

**Q** 뷰티박사님, 저는 외근이 잦은 편이라서 여름이 되니 햇빛이 여간 신경 쓰이는 게 아니에요. 자외선 차단제를 열심히 바르고는 있지만 이것만으로 충분한 건지 걱정이 되네요.

　　　　　　　　　　　　　　　　　　　　　　　－ 보광동 미니쿠퍼

**A** 보광동 미니쿠퍼 님, 자외선 차단제를 꼼꼼히 발라서 피부를 보호하는 것도 중요하지만 자외선에 노출된 뒤에도 철저하게 손질하여 색소나 주름, 트러블이 생기지 않도록 하는 애프터케어가 더 중요해요. 자외선 차단 기능이 강할수록 피부에 남아 있으면 자극이 되어 트러블의 원인이 되므로 꼼꼼하게 딥클렌징해주고 충분히 세안을 해주는 것이 좋습니다. 하지만 더운 여름 강한 자외선에 노출되다 보면 피부에 색소가 착색될 뿐 아니라 피부가 두꺼워지고 탄력이 줄어 주름과 같은 노화 현상도 빨라질 수 있으니, 밖에 나가더라도 가급적 햇빛을 가릴 수 있는 양산을 쓰거나 선글라스를 착용하는 등 주의를 기울이는 게 급선무겠죠?

**Q** 요즘 민소매 옷을 입고 다니는데다 샌들을 신어서 그런지 팔도 그렇고 손등과 발등, 그리고 목뒤와 등 쪽 피부가 눈에 띄게 검어 졌어요. 다시 하얗게 되돌릴 방법은 없나요?

**A** 특히 손등, 발등, 목 등 평소 노출이 잘 되지 않던 부분은 여름 의 강한 자외선에 쉽게 손상될 수 있습니다. 자외선 차단제를 바르는 걸 깜박 잊기 쉬운 다리나 발등, 팔 등이 햇빛에 노출되어 일 광 화상을 입게 되면 그 후로도 얼 룩얼룩한 색소가 오랫동안 남아 보기 싫으니 주의해야 해요. 색소 가 이미 생겼다면 없애기는 쉽지 않아요. 그러니 가장 좋은 방법은 자외선에 노출되기 30분 전에 노 출되는 부위에 꼼꼼히 자외선 차 단제를 잘 발라주어야 하 죠. 발등에 샌들 자국이 난 경우에는 레몬을 약간 넣고 족욕을 한 후 풋크 림을 발라 마사지를 한 뒤 닦아내면 효과를 볼 수 있어요. 노출이 있는

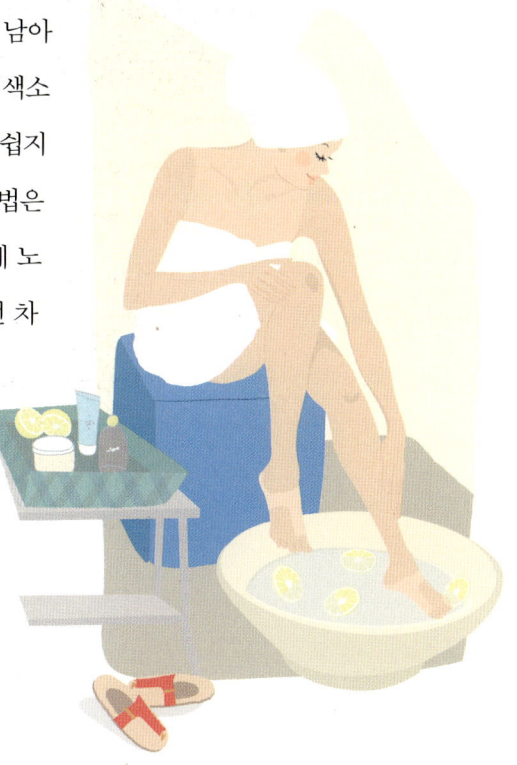

옷을 입어 목에서 등, 어깨 부분이 일광 화상 정도로 자외선에 의한 손상을 입었다면 피부가 따끔거리고 붉어졌다가 허물이 벗겨지듯 표면이 벗겨져 얼룩얼룩해질 수 있어요. 이건 손상된 피부가 탈락되면서 일어나는 현상인데 각질 제거제로 스크럽을 하면 자칫 피부에 자극이 될 수 있어요. 이때는 피부가 진정되도록 보습 크림을 바르는 것이 좋습니다. 자극을 피하고 피부 상태를 달래주는 것이 우선인 거죠.

Q 사무실에도 있어야 하니 모자를 쓰고 출퇴근을 할 수 없어서 머릿결도 여간 신경이 쓰이는 게 아니에요. 모발에도 자외선 차단제를 바르는 게 좋을까요?

A 모발도 자외선 공격에서 예외는 아니지요. 그러나 피부처럼 주름이나 색소가 생기는 것과는 다릅니다. 다만 모발이 거칠어지고 갈라지기 쉬우니 자외선 차단에 신경을 써야 하는 거죠. 모발은 피부처럼 땀이 나서 제품이 씻겨 나가는 일이 거의 없고 또 비가 오거나 물놀이를 해서 젖는 경우가 아니라면 굳이 2~3시간마다 자외선 차단제를 뿌릴 필요는 없어요. 피부와 마찬가지로 자외선에 노출되기 30분 전에 모발용 자외선 차단 제품을 바르고 외출해야 하고요. 또 한낮에 야외에 나가야 한다면 통풍이 잘 되는 모자를 쓰는 것이 좋고 말씀하신 것처럼 모자를 쓰기 곤란한 상황이라면 양산으로

이중 차단을 해주는 것이 안전합니다.

**Q** 요즘엔 보디용 자외선 차단제가 따로 나와 있어서 한번 사용해보려고 해요. 그런데 앞서 애프터케어에서 딥클렌징을 강조하셨잖아요? 몸에 자외선 차단제를 바른 경우에도 샤워할 때 딥클렌징을 해야하나요?

**A** 워티프루프 제품을 사용했을 경우 일반적인 샤워로 잘 씻겨내려가지 않을 수도 있어요. 그렇다고 몸까지 딥클렌징을 하는 것은 현실적으로 쉬운 일이 아니지요. 그러니 보디클렌저의 거품을 충분히 내어 세심하게 씻는 것이 필요합니다. 또한 차단제의 잔여물이 남았다고 해서 몸에서 꼭 트러블이 일어나는 것은 아니니 지나치게 걱정하지 않아도 됩니다. 지성 피부거나 여드름성 피부라면 우리 몸에서 피지 분비가 많은 곳에서 트러블이 생길 수 있지요. 피지 분비가 많은 부위는 대개 목에서 가슴골로 이어지는 곳의 V 부위, 그리고 등 부위이므로, 여드름이나 뾰루지가 잘 생기는 사람이라면 이 부분에 딥클렌징을 해주는 것이 좋겠지요.

# 여름철 보디 데미지 케어

**그을린 피부에 물집이 생겼다** 일광 화상의 가능성이 있으니 아이스팩 마사지를 하여 계속 화기를 빼주도록 한다. 서늘한 곳에서 선선하게 해주어 진정시키고 탈수가 되지 않도록 충분히 수분을 섭취한다. 진정팩이나 찬 냉찜질을 하는 사이에 수분 크림을 발라준다. 물집 정도가 심한 경우라면 2차 감염의 위험이 있으므로 병원을 방문하여 화상에 준한 치료를 하도록 한다. 가능하면 낮에 외출을 삼가고, 노출이 심한 옷은 피하며 자극적인 음식, 과음, 흡연은 금한다.

**등과 가슴에 여드름이 났다** 등과 가슴에 여드름이 자주 발생하는 경우 과잉 피지와 각질을 효과적으로 제거할 수 있는 여드름 피부 전용 비누를 사용한다. 팔이나 다리는 피지선이 적어 건조해지기 쉬우므로 선택적으로 사용하는 것이 좋다. 등과 가슴은 여드름 전용제를, 나머지는 보습 성분을 사용하여 적절히 브러싱해준다. 샤워 후 보디 로션을 사용할 경우 오일 성분이 많이 함유된 것은 피하고 파우더를 사용하는 것이 좋다. 스킨 스케일링, PDT 광화학 요법, IPL 레이저, 레이저 필링, MTS 등 정도에 따라 시술을 선택할 수도 있다.

**팔꿈치와 발꿈치가 갈라지고 거뭇하게 착색된다** 팔꿈치의 각질층은 비교적 얇기 때문에 스팀타월로 각질을 불린 후 입자가 작은 스크럽제로 마사지해주는 것이 좋다. 유난히 팔꿈치가 거뭇하다면 레몬으로 둥그런 원을 그리듯 5~6회 문지른 뒤 물로 헹궈준다. 발은 외출 후 족욕과 발마사지를 통해 혈액순환을 증진시켜주는 것이 좋다. 족욕을 한 후에 반드시 오일 성분이 포함된 제품, 또는 오일 제품으로 발뒤꿈치와 발바닥을 마사지해주면 갈라지는 정도가 매우 적어진다. 평소 집에서도 건조하지 않게 맨발보다는 면양말을 신는 것이 좋고, 불편한 신발로 장시간 다니는 것은 좋지 않다.

case 15

# 피부와 체형을 망치는 셀룰라이트를 잡아라!

Q 뷰티박사님, 나이가 들면서 팔뚝과 옆구리에 붙은 살이 빠지지 않아서 고민이에요. 긴팔 옷을 입을 때는 옷으로 가릴 수나 있지만 요즘처럼 소매 없는 옷을 입을 때마다 굵은 팔뚝이 여간 신경 쓰이는 게 아니에요. 곧 휴가 가면 수영복도 입어야 하는데 어쩌면 좋죠?

– 봉천동 물찬제비

A 봉천동 물찬제비 님, 대부분의 여성들이 가장 고민하는 부위는 뱃살이지만 팔뚝이나 허벅지, 등과 옆구리 등의 군살도 뱃살 못지않게 신경이 쓰이는 부위지요. 요즘처럼 핫팬츠와 미니원피스처럼 숏한 패션이 대세인 여름철에는 더 신경이 쓰일 수밖에 없을 테지요. 하지만 아무리 말랐다고 해도 몸을 움직여주지 않으면 알게 모르게 몸의 곳곳에 군살이 찌기 마련입니다. 이러한 부분 비만은 많이 먹어서라기보다 움직이지 않아서 순환장애가 생기고 이로 인해 노폐물이 축적되어 나타나는 거랍니다. 이렇게 축적된 노폐물을 '셀룰라이트'라고 부르는데, 셀룰라이트는 혈액순환과 림프순환을 방

해하고 피부와 체형을 망치는 주요 원인이 되죠. 노폐물과 물, 지방이 뭉쳐 체내에 오래 쌓여 있는 동안 점차 단단해지고 커지기 때문에 한번 생기면 다이어트나 운동으로도 쉽게 없어지지 않아요.

Q 아니, 다이어트나 운동으로 쉽게 없앨 수 없다니 셀룰라이트라는 거, 참 무섭고 독한 녀석이군요. 몸을 잘 움직이지 않는 사람에게 생긴다고 하셨는데, 셀룰라이트가 생기는 원인을 좀 더 자세하게 알려주세요.

A 하루 종일 앉아서 일하고 운동도 하지 않는다면 혈액순환과 림프 흐름이 원활하지 않게 되고, 활동량이 적으면 에너지 소모도 적어 국소 지방 축적이 쉽게 이루어지지요. 순환장애와 지방 과잉은 바로 셀룰라이트로 연결됩니다. 과체중이나 비만일 경우 셀룰라이트가 더 잘 생기는 이유지요. 나이 또한 셀룰라이트의 원인이 되는데, 흔히 말하는 '나잇살'이 부분 비만으로 고민하는 부위와 일치하는 건 우연이 아니에요. 우리 몸은 나이가 들수록 지방이

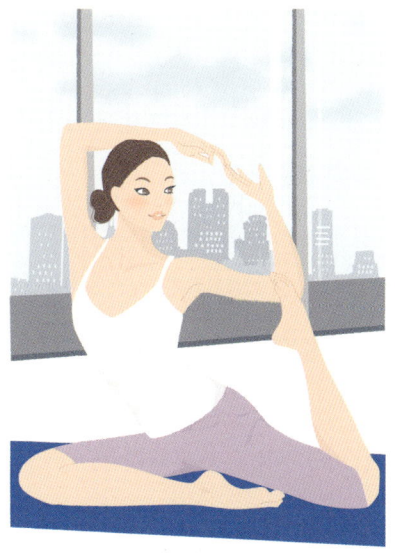

늘어나고 피부 층이 얇아진답니다. 지방이 증가하면 순환장애의 위험이 높아지고 피부가 얇아지면 셀룰라이트가 쉽게 두드러지지요. 이 외에 탈수, 일광욕, 밀가루 음식, 스트레스 등이 셀룰라이트를 만드는 원인이 됩니다.

**Q** 그럼 셀룰라이트를 없애려면 어떻게 해야 하나요?

**A** 셀룰라이트는 한번 생기면 쉽게 없앨 수 없기 때문에 평소의 관리가 무엇보다 중요해요. 하루 세 번 규칙적인 식사를 하고 고지방, 단순 당질 식품은 피하고, 양질의 단백질을 섭취하는 것이 좋습니다. 단백질은 우리 몸을 이루는 세포의 구성 성분인데다 부종을 막아주고 단 음식에 대한 욕구도 줄여주지요. 단백질 섭취가 부족하면 피부의 탄력도 떨어지고 탈모가 일어나는가 하면 근육량도 감소하게 된답니다. 양질의 단백질 섭취는 몸의 저항력을 길러주고 근육과 세포의 원료를 공급하며, 전체적인 신진대사를 원활하게 해주기 때문에 셀룰라이트가 생기는 걸 막는 첫걸음이라 할 수 있어요. 또 유산소운동과 근력운동을 병행하면 지방을 연소시키고 신진대사 증진과 혈류 개선에 도움을 줍니다. 스트레칭이나 요가를 하면 림프순환을 자극해 흐름이 원활해지니 효과가 배가되지요. 복식호흡도 림프순환에 도움이 되니 하루에 몇 분씩이라도 복식호흡을 하는 습관을 들이면 좋습니다.

**Q** 요즘 화장품 회사마다 슬리밍 제품을 내놓고 있잖아요. 이 제품들이 셀룰라이트를 없애는 데 효과가 있을까요?

**A** 이미 생성된 셀룰라이트를 단번에 없애기는 쉽지 않아요. 만들어지는 원인도 다양하죠. 하지만 몸매선을 탄력 있게 하는 슬리밍 제품은 셀룰라이트 관리에 도움이 되죠. 이런 제품들은 셀룰라이트의 생성을 줄이고 이미 있는 셀룰라이트를 제거하는 데 도움이 되는 성분들이 포함되어 있으니 완벽한 제거보다는 개선에 도움이 된다고 생각하시고 다른 방법도 함께 하세요. 셀룰라이트 관리 제품의 형태는 대체로 두 가지로 나눌 수 있어요. 하나는 몸을 뜨겁게 만들어 셀룰라이트를 개선하는 것인데 피부에 많은 자극을 줄 수 있으니 주의해야 해요. 또 하나는 카페인이 포함된 것으로 지방 분해와 이뇨작용이 있는 카페인 성분을 피부에 발라 수분 배출 효과를 노리는 것이죠. 꼭 이런 제품들이 아니라도 일주일에 두세 번 버핑 로션으로 전신을 마사지하여 각질을 제거하면 셀룰라이트를 없애는 데 도움이 돼요. 마사지를 할 때 셀룰라이트 개선 효과가 있는 천연 에센셜 오일을 캐리어 오일(농축된 에센셜 오일을 희석해주는 식물성 오일, 아몬드 오일, 살구씨 오일, 아보카도 오일, 포도씨 오일 등)과 섞어 사용하면 탄력을 증가시키고 수분을 배출하는 효과를 볼 수 있죠. 너무 강하게 자극을 주면 격막이 파괴되고 림프관이 손상될 수 있으므로 부드럽게 해주는 걸 잊지 마세요.

# beauty tip!

# 안티셀룰라이트 음식

**두부, 콩** 섬유질과 식물성 단백질이 풍부하고 칼륨과 칼슘이 많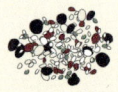
아 체지방을 줄이고 부종을 개선해준다.

**버섯류** 버섯은 아미노산, 핵산, 비타민 등의 영양소가 풍부하면서도 칼로리가 높지
않아 다이어트 식품으로 좋다. 항산화 성분인 셀레늄도 함유하고 있어 셀룰라이트 생성
을 예방해줄 수 있다.

**견과류** 고단백 식품이며 셀레늄의 함량이 높은 항산화 식품이다. 체내 지방 연소를
돕는 좋은 지방산이 풍부하여 셀룰라이트 예방에 좋다. 호두, 잣, 피스타치오, 땅콩 등.

**블루베리** 블랙베리, 블루베리 등은 안토시안을 비롯하여 비타민 C, 감마리놀렌산
등이 들어 있는 강력한 항산화 식품이다. 설탕이나 지방으로부터 공격받아 발생한 활성
산소가 대사를 방해하고 지방을 축적하여 셀룰라이트를 형성하는 과정을 방해한다.

**브로콜리** 브로콜리는 알파리포산이 풍부해 설탕이 글리코겐으로 경화되는 것을
막아주고 셀레늄, 비타민 C, 비타민 E 등 항산화 물질이 풍부하고 칼슘도
많아 다이어트에도 도움이 된다.

**쇠고기 살코기, 닭고기 가슴살** 쇠고기 살코기에는 지방 연소를 도와주는
복합리놀렌산이 들어 있고 철분이 많아 활력을 준다. 닭고기에도 칼로리가 적은 단백질
과 함께 아연과 비타민 B군이 풍부해 지방 연소와 활력을 증진시키는 데 도움을 준다.

**생선류** 연어, 고등어, 청어, 참치 등 생선류는 저지방 식품이면서 양질의 단백
질과 미네랄이 풍부하여 피부에 탄력을 주며 셀룰라이트를 방지하는 효과
가 있다.

**말린 과일** 말린 자두, 무화과, 살구 등은 칼륨이 많아 수분 저류를 막고 섬유질이 풍부해 장운동을 도와주며 아연이 들어 있어 지방 연소에 도움이 된다. 그러나 고칼로리이므로 소량만 섭취하는 것이 좋다.

**바나나** 바나나는 혈액순환에 도움이 되며 칼륨이 풍부한 안티셀룰라이트 식품이다. 피리독신이 풍부하여 수분 저류를 완화시켜주고 마그네슘도 많아 스트레스에 대한 저항력을 길러주어 셀룰라이트 형성을 예방해준다.

**달걀** 달걀은 알코올 등의 독소를 해독시키는 항산화 식품이며 고단백질 식품이다. 비타민 A가 풍부하여 탄력에도 도움이 된다.

**저지방 우유** 지방 연소를 도와주는 칼슘의 원료가 되어 셀룰라이트를 예방해주고 근육을 강화시키는 복합리놀렌산이 풍부하다. 그러나 우유에 대한 거부반응이 있다면 다시 고려해야 한다.

**해조류** 해조류에는 미네랄이 풍부하고 항산화 성분이 많아 셀룰라이트 예방에 좋다. 신진대사를 증진시키는 요오드와 수분 저류를 막는 칼륨도 풍부하다.

**아스파라거스** 아스파라거스는 혈관을 튼튼하게 하고 혈압을 조절한다. 해독작용을 하는 항산화 성분인 글루타치온, 피부를 맑고 탄력 있게 해주는 비타민 C와 A, 혈액순환과 림프순환을 좋게 해주는 비타민 B군이 풍부하다.

**수박** 수분이 풍부하여 전신순환을 원활하게 해준다. 강력한 항산화 물질인 라이코펜이 들어 있고 수분 저류를 완화시켜주는 칼륨도 풍부하며 섬유소도 많아 신진대사에 도움이 된다.

**잡곡, 오트밀** 정제가 덜 된 현미, 보리, 오트밀 등의 잡곡은 비타민 B군이 풍부해 셀룰라이트를 예방하며, 포만감을 지속시켜주는 섬유소가 풍부하다. 흰쌀밥이나 밀가루, 설탕을 대용할 수 있는 좋은 안티셀룰라이트 식품이다.

case 16

# 여름철에 맞는 운동 방법이 따로 있나요?

**Q** 뷰티박사님, 날씨가 더워지니 운동을 시작해도 금세 지쳐버려요. 저는 아침이나 저녁에 동네 주변을 가볍게 달리거든요. 지난달까지는 그렇게 힘들지 않았는데 요즘은 부쩍 힘에 부쳐서 하기가 싫어져요. 어떻게 하죠?

– 망우동 섬머레인

**A** 망우동 섬머레인 님, 여름철엔 다른 계절보다 운동능력이 떨어지고 쉽게 지치죠. 게다가 자칫하면 탈수가 되기도 쉬워서 건강하게 운동을 지속하려면 다른 계절과는 다른 방법을 선택하는 것이 좋습니다. 가능하면 햇볕이 강한 낮 시간 운동은 피한다든가 수시로 수분을 보충해서 탈수를 피한다든가 하는 지혜가 필요하지요.

**Q** 한낮을 피한다면 새벽에 운동하는 게 좋을까요? 아니면 밤 운동? 하긴 더운 시간을 피하는 거니까 둘 다 큰 차이는 없겠네요.

A 결론부터 말한다면 여름철에는 새벽 운동보다는 저녁 운동
  이 좋습니다. 여름엔 낮 동안 강한 태양열에 의해 지구 표면
이 뜨거워지면서 오염물질이 대기 중으로 올라갔다가 기온이 떨어
지는 새벽이 되면 집중적으로 내려오는 경향을 보입니다. 특히 자동
차 배기가스에 포함된 일산화탄소, 공장 매연에 들어 있는 아황산가
스 등은 호흡기질환을 유발할 수도 있어요. 고온다습한 여름철엔 대
기 중 이러한 유해물질 농도가 새벽에 가장 높기 때문에 아침 일찍
운동을 하면 호흡기에 좋지 않은 영향을 줄 수 있어요. 그래서 새벽

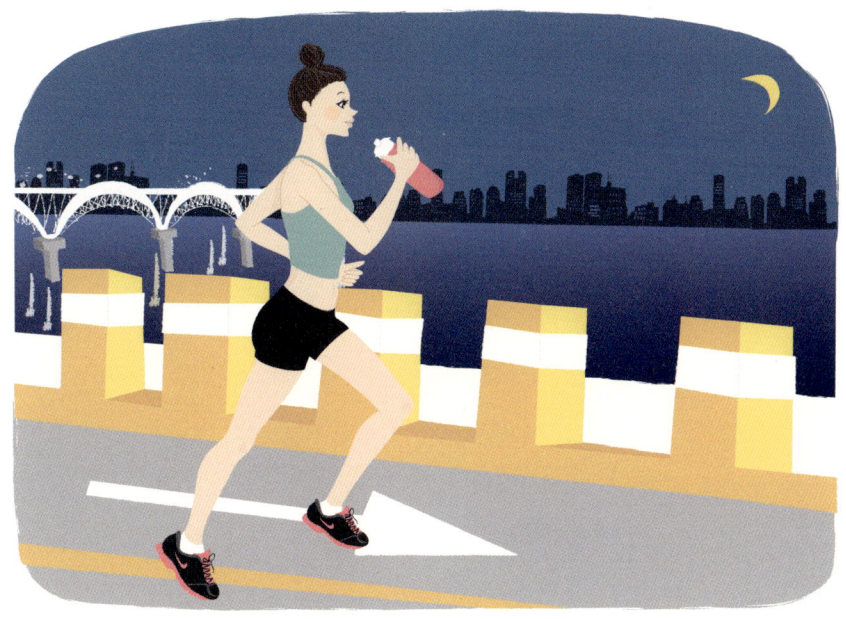

보다는 해가 지기 전에 하는 운동이 좋아요. 여름철에는 해가 늦게 지므로 오후 7~8시 정도에 하는 것도 괜찮습니다. 하지만 야간 운동을 지나치게 하면 오히려 운동 손상을 입거나 숙면을 방해받을 수 있으니 가벼운 산책이나 조깅, 체조 등으로 유지하는 게 좋아요. 날씨가 습하고 더운 여름에는 실내 운동을 하는 것도 권할 만해요. 헬스장에서 유산소운동을 주 3~5일, 근력운동을 주 3회 정도 한다면 이상적입니다.

Q 여름철에 맞는 운동법이 따로 있을까요?

A 여름엔 다른 계절보다 쉽게 지치므로 운동의 지속시간도 줄이는 것이 좋습니다. 보통 한 시간 동안 지속했던 운동이라도 30분 정도에 한 번 휴식을 취하는 것이 좋아요. 야외에서 하는 운동인 경우에는 지치지 않도록 더욱 주의가 필요하지요. 더위에 신체가 적응하는 데에는 대체로 4~7일 정도 걸리므로 처음 시작부터 강한 운동을 하는 건 좋지 않아요. 가벼운 운동으로 시작해 자주 휴식을 취하면서 규칙적으로 늘려주는 것이 좋은 방법이죠. 또한 습도나 온도가 높은 날이라면 평소보다 운동 강도를 줄일 필요가 있어요. 만일 운동을 이제 막 시작하는 사람이라면 처음부터 욕심내지 말고 강도나 지속시간을 50%부터 시작해 매일매일 조금씩 늘려가면서 100%가 될 때까지 몸이 적응하도록 해야 합니다. 운동 전후 비타민과 미네랄

을 충분히 섭취하고, 운동 중에 경련, 어지럼증, 구역감 등이 나타나면 운동을 멈추고 수분을 섭취하면서 휴식을 취하는 것이 좋습니다.

**Q** 그밖에 또 주의해야 할 점이 있다면요?

**A** 여름철에는 수분 보충에 각별히 신경 써야 해요. 운동의 강도와 날씨, 습도에 따라 조금씩 차이가 있겠지만, 보통 운동을 하게 되면 시간당 0.75~1리터의 땀이 배출돼요. 그만큼 땀으로 인한 수분 손실이 많아지기 때문에 탈수 현상이 올 수 있어요. 여름은 특히 평소보다 땀이 많이 나는 때이므로 수분을 많이 배출하게 되면 운동능력이 떨어지고 몸이 쉽게 피로해집니다. 만약 수분이 체중의 3~5% 정도 손실되면 탈수로 인해 운동능력, 근력, 지구력 저하가 일어나게 되죠. 특히 운동하는 중에는 갈증을 느끼지 못할 수도 있으므로 30분 정도의 간격으로 한 컵 정도의 물을 마시는 게 좋아요. 이때 탄산음료나 카페인 음료, 알코올 음료는 이뇨작용, 높은 당도 등으로 오히려 탈수가 가중될 수 있으니 가급적 피해야 하고요. 문제는 땀으로 인한 수분 손실이 체중의 3% 정도가 되기 전까지는 갈증을 잘 못 느끼다가 갑자기 탈수 증세가 찾아오는 바람에 곤욕을 치를 수 있다는 겁니다. 따라서 운동 도중에 목이 마르지 않더라도 생수 한 컵(150~200㎖)을 30분 정도의 간격으로 계속 마시는 것이 좋습니다.

## 여름철 운동 시 꼭 체크해야 할 것

● 한낮 시간은 피한다.

● 운동을 시작하기 전에 먼저 간단한 스트레칭으로 무리가 가지 않게 하고 운동 후에
도 스트레칭과 정리 운동으로 근육 안의 피로물질이 쌓이지 않도록 한다.

● 여름철에는 처음부터 강한 운동을 하지 말고 운동의 강도와 시간을 조금씩 늘려간다.

● 운동 중 휴식시간을 자주 충분히 갖는다.(예: 30분 운동하고 10분 쉬기)

● 운동하기 두 시간 전부터 충분한 수분 섭취를 해주고 운동 중 수시로 수분 보충을
한다.

● 운동하기 전 오렌지, 바나나 등을 물과 함께 먹어 전해질 비타민 공급에 신경 쓴다.
그러나 땀이 날 것을 대비해 소금물을 마시는 것은 좋지 않다.

● 해질 무렵 등 선선한 시간에 운동하는 것이 좋다.

● 통풍이 잘 되는 소재의 헐렁한 옷을 입고 운동하도록 한다.

● 가볍고 통풍이 잘 되는 소재의 신발을 선택한다.

● 열이 나거나 근육피로감, 근육통이 있다면 운동을 그만둔다.

## beauty counseling

# 운동을 하면 피부도 좋아져요!

33세 잡지사 에디터 K를 석 달 만에 만났더니 몰라보게 얼굴이 깔끔해져서 무슨 시술이라도 받은 건 아닌지 궁금했다. 그녀는 가끔 피부 트러블 때문에 우리 병원을 다니긴 했지만 달리 시술을 받은 적은 없었다. 피부가 좋아졌다는 말에 살짝 기분 좋은 미소를 짓더니, 나른 시술은 받은 적이 없다고 했다. 그러면서 그동안 기사를 쓰려고 체험단 프로그램에 들어가느라 운동을 시작했다고 고백했다. 그렇게 꼬박 두 달을 헬스 개인 트레이닝을 받고 나니 우툴두툴하던 피부가 매끈해지고 곧잘 올라오던 뾰루지도 더 이상 올라오지 않게 되었다는 것이다.

하지만 두세 달이 지난 후 그녀를 만났더니 피부가 다시 칙칙해지고 있었다. 또 무슨 일이 있었는지 물었더니, 멋쩍은 표정으로 "그 기사를 마무리하고 나서 운동을 하지 않았더니 다시 이렇게 되었다"고 대답했다. 운동은 전신 순환을 활발하게 하여 신진대사를 증진시키고 혈액순환도 원활하게 해준다. 더욱이 전문적인 코치를 받아가며 운동을 하니 그 효과는 배가되었을 것이고, 노폐물 배출과 영양 공급이 원활하게 이루어져 피부는 자동적으로 업그레이드되었던 것이다. 그런데 갑자기 운동을 그만두어버렸으니, 그 효과는 일시에 사라지고 그동안의 노력은 물거품이 되고 만 것이다. 그러므로 피부를 위해서는 급격한 운동으로 일시적인 효과를 보기보다는 조금씩이라도 꾸준히 운동을 하는 것이 더 바람직한 일이라 하겠다.

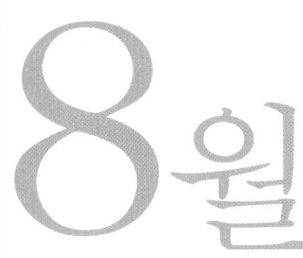

# 8월

:: august

" 철저한
자외선 대책,
바캉스 후 관리가
필요할 때 "

# 노출의 계절, 제모의 모든 것!

Q 뮤티박사님, 여름이 되니 매일매일 제모를 하는 것도 보통 성가신

일이 아니네요. 예전에는 겨드랑이 털과 팔, 다리, 비키니라인만

신경 썼는데 요즘에는 샌들 신을 때 발등에 보이는 털도 신경이 쓰이더라

고요. 털이란 게 신경을 쓰면 쓸수록 더 많이 눈에 띄나 봐요. 집에서 효

과적으로 제모할 수 있는 방법을 알려주세요.

– 부암동 하얀솜털

A 부암동 하얀솜털 님, 털 때문에 고민이 많군요. 요즘에는 하

얀솜털 님처럼 털이 나는 주요 부위뿐만 아니라 코밑 털, 이

마라인, 발등 등 밖으로 보이는 여러 부위의 제모를 원하는 사람들이

점점 많아지고 있어요. 남성들도 제모에 관심을 갖는 추세고요. 집에

서 셰이빙을 하신다면 일회용 면도기나 전용 면도기로 미는 방법, 제

모크림, 왁스나 실 면도를 이용하는 것 정도가 쉽게 선택할 수 있는

방법일 거예요. 요즘은 집에서도 왁싱을 이용해 제모를 하는 경우가

많아졌는데 자칫 염증이나 트러블을 일으킬 수도 있어 피부가 예민

한 사람은 주의가 필요해요. 또 족집게를 이용해 털을 뽑을 경우 모낭염을 일으킬 수도 있으니 이 방법을 자주 사용하는 것은 권하고 싶지 않네요.

Q 혼자 제모를 하다 보면 면도기에 베일 때도 있고 어떤 땐 제모한 자리의 모공이 빨갛게 부을 때도 있어요. 셀프 면도에서 주의할 점은 뭔가요?

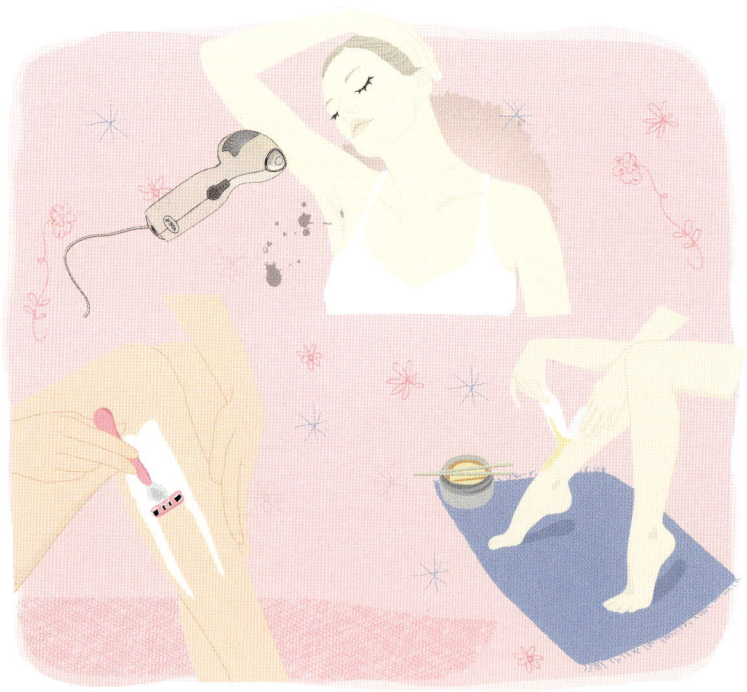

**A** 집에서 제모를 한다면 특히 청결에 신경을 써서 염증이 생기지 않도록 해야 합니다. 붓거나 진물이 나는 등 염증의 징후가 보이면 당장 병원에 가봐야 해요. 제모 전후에 아이스팩을 사용해 진정시켜줘야 하고 사우나나 목욕은 피하는 게 좋습니다. 수영장이나 바닷가도 좋지 않아요. 보습에 신경을 쓰고 제모 직후에는 몸에 딱 붙는 옷을 입거나 땀을 많이 흘리는 활동은 피해야 해요.

**Q** 제 친구들을 보면 레이저 제모를 하는 경우도 많은데요, 집에서 하는 셀프 제모와 병원 시술의 장단점이 궁금해요.

**A** 집에서 하는 제모는 자극이 적어 손상이나 색소 침착, 염증이 덜하다는 장점이 있는 대신, 모낭을 파괴하는 것이 아니므로 반복해야 하는 번거로움이 있지요. 레이저 제모 시술은 털을 성장시키는 뿌리 조직인 모낭을 파괴하기 때문에 털이 한 번 제거되고 나면 더 이상 자라지 않게 됩니다. 주변 피부에는 피해를 주지 않고 모낭 세포를 정확하게 파괴하기 때문에 5~6회 정도 시술하면 최소 일 년 동안은 제모 걱정 없이 지낼 수 있어요.

**Q** 겨드랑이에 레이저 시술을 하면 액취증이 생길 수도 있다고 들었어요. 정말인가요?

A  그건 제모를 해서라기보다는 모낭 염증이 생겨서 냄새가 나는 경우인데요, 일반 제모법이건 레이저 시술이건 제모 때문에 액취증이 없어지거나 가중되지는 않아요. 다만 땀이 많이 나는 경우라면 면 소재 옷을 입어서 땀을 잘 흡수하면 냄새나 염증을 줄일수 있어요. 하지만 액취증이 심하다면 따로 치료를 받아야 합니다.

Q  비키니라인은 집에서 제모하기가 힘들던데, 레이저 시술을 받는 편이 나을까요?

A  집에서 비키니 왁싱을 하고 나서 감염이나 색소 침착 등의 부작용 때문에 병원을 방문하는 경우가 종종 있어요. 음부 주위는 피부가 예민하기 때문에 면도나 족집게 왁싱을 하면 쉽게 염증이 생길 수 있고 가려움이나 접촉성 피부염이 발생하기도 해요. 또 색소도 다른 부위보다 더 쉽게 남습니다. 레이저 시술은 대개 굵은 털의 경우 더 반응이 좋고 시술할 때 통증이 거의 없어요. 시술받는 부위의 면적에 따라 다르긴 하지만 30분 정도면 시술이 가능하니 시간 면에서도 부담이 없는 편이죠. 보통 제모 전용 IPL레이저나 Nd야그 레이저, 다이오드 레이저 등 다양한 레이저가 사용되고 이마, 코밑, 얼굴 솜털, 겨드랑이, 팔, 다리, 비키니라인 등 모든 부위에 시술이 가능합니다.

**Q** 레이저 시술의 부작용은 없나요?

**A** 개인차가 있겠지만 간혹 레이저가 조사된 부분에 화상을 입거나 색소 침착이 되는 경우가 있어요. 물론 숙련된 시술자가 시술하면 화상을 입는 경우는 거의 없고, 색소 침착이 되었다고 해도 시간이 지나면 색소가 차차 사라지기 때문에 큰 문제가 되진 않습니다. 또 레이저가 조사된 털의 옆부분에 다소 화기가 있는 경우도 있는데, 이때도 주의사항만 잘 지키면 무리가 오진 않아요.

**Q** 주의사항에는 어떤 게 있나요?

**A** 선탠이나 인공 태닝을 피해야 해요. 만일 태닝을 했다면 최소 석 달 정도는 제모를 받을 수 없거든요. 야외 활동 직전에 시술을 받는 것도 야외 활동을 하는 동안 제모 부위가 염증을 일으킬 수 있으니 피해야 하고 생리 전후에는 피부가 민감해지니 이 시기도 제모하기에 적당한 때는 아닙니다. 또 시술 전에는 털을 뽑지 않는 게 좋아요. 털이 없는 빈 모낭에는 레이저가 작용하지 않아 효과를 보지 못할 수도 있으니까요. 켈로이드 체질이거나 피부질환이 있는 경우에는 미리 알려주어야 하고 호르몬계 이상이나 대사성질환 같은 걸로 털이 많아진 경우라면 레이저 제모만으로 해결될 수 없으니 전문가와 상담할 필요가 있습니다.

## 레이저 제모 후 주의사항

● 시술 후 당일은 샤워를 피하고 이틀 정도 지난 뒤에 하는 것이 좋다.

● 시술 당일 털이 났던 부위가 좁쌀처럼 올라올 수 있으나 이는 곧 사라진다.

● 시술 후 사우나, 찜질방, 열이 나는 운동, 땀을 많이 흘리는 과격한 운동, 수영 등은

　일주일 정도 피해야 한다.

● 자외선 차단제와 보습제는 시술 다음날부터 사용한다.

● 시술받은 부위가 가렵거나 화끈거린다면 냉찜질을 해주고 항히스타민제를 도포한다.

　긁어서는 안 된다.

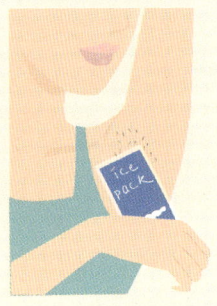

# 바캉스 시즌, 효과 빠른 시술로 업그레이드

**Q** 뷰티박사님, 이번 휴가에는 친구들과 함께 제주도 해변으로 놀러
갈 예정이에요. 벌써 멋진 바닷가 펜션도 예약해뒀고요. 그런데
휴가가 코앞인데도 뱃살은 아직 그대로예요. 해변에서 자신 있게 비키니
를 입고 싶은데 효과 빠른 시술법이 없을까요?

*– 일원동 바다사랑*

**A** 일원동 바다사랑 님, 복부 셀룰라이트가 문제군요. 뱃살은 팔
뚝이나 등의 군살과 마찬가지로 여성들의 영원한 고민거리
지요. 셀룰라이트가 축적돼 쉽게 살이 빠지지 않는 부위에 시술하는
지방흡입술로는 스마트 리포가 있어요. 통증이 적을 뿐 아니라 수술
후 후유증이 적어 일상생활로 빨리 복귀할 수 있는 장점이 있지요.

**Q** 스마트 리포라는 건 어떤 시술인가요?

**A** 일단 수술 전에 지방이 잘 흡입되도록 지방을 녹여주는 다이

오드 레이저 시술을 하고요, 그다음엔 전신마취를 하지 않고도 통증을 거의 느끼지 않는 지방 흡입, 마지막으로 고열의 더마스무스 레이저와 탈렌트 자기장파 치료로 울퉁불퉁하거나 탄력이 떨어진 피부에 레이저 시술을 곁들여 한층 업그레이드하는 시술방법이에요. 바다사랑 님처럼 복부에 시술을 받는다면 한 시간에서 한 시간 반 정도 걸리고 시술 다음날부터 바로 일상생활을 할 수 있어요. 무리하게 움

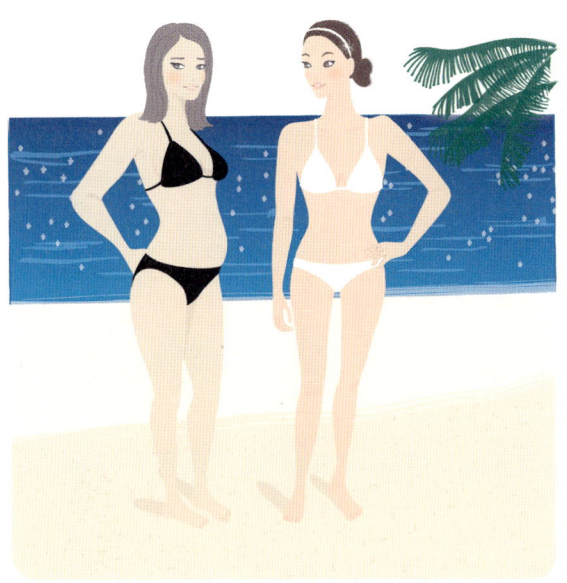

직이지 않고 2~3일 정도만 안정을 취하면 일주일 뒤부터는 활동하는 데 거의 지장이 없어요.

**Q** 전 뱃살도 문제지만 볼살이 꺼져서 나이 들어 보이는 것도 고민이거든요. 얼굴에 적합한 시술은 뭐가 있나요?

**A** 자가 지방을 이식하는 방법과 필러 시술, 콜라겐 주사인 스컬트라 시술이 있어요. 나이가 들어가면서 얼굴 윤곽에서 살이 빠지거나 균형이 맞지 않는 부분에 자신의 지방을 이용해서 채워주면 5살에서 많게는 10살까지 어려 보이는 동안 얼굴을 만들 수 있답니다. 바다사랑 님의 고민처럼 광대뼈 아래의 볼이나 눈 밑 꺼진 부분, 이마, 팔자 주름, 턱 부위 등 지방이 필요한 부위에 복부나 허벅지에서 자가 지방을 이식해 거부반응 없이 전체 라인의 부드러움과 입체감을 살릴 수 있는 방법이지요. 게다가 탄력과 모공을 줄이고 화사한 피부 톤을 기대할 수 있다는 것도 장점이고요. 시술 전에 리포덤 레이저 처치로 이식할 부위의 지방을 잘게 녹여준 후 주입할 만큼의 지방을 국소적으로 흡입해 필요한 부분에 주입하는 방법이에요. 대개 잠깐 동안 수면마취를 하기 때문에 통증을 거의 느끼지 못해요. PRP 주사를 함께 시술하면 생착률을 높이고 피부 톤을 밝게 만들 수 있어 더 높은 만족도를 기대할 수 있어요. 만약 지방이 적거나 볼륨의 변화를 조금만 주고 싶다면, 입자가 큰 필러 주사로 볼륨을 채워

줄 수 있고, FDA 승인을 받은 콜라겐 주사를 한 달 간격으로 3회 정도 시술하는 스컬트라 시술도 추천할 만해요.

**Q** PRP 주사는 뭔가요?

**A** PRP Platelet Rich Plasma, 일명 '피주사' 라고 하는 거예요. '혈소판이 풍부한 혈장' 이라는 영어의 원뜻처럼 혈액에서 혈소판을 미세하게 원심 분리한 자가 혈소판을 사용하는 첨단 시술이죠. 혈소판 내에 풍부하게 있는 성장인자와 이 성장인자를 통한 줄기세포의 분화를 이용하는 방법이에요. 원리는 혈소판을 주입하면 성장인자들이 줄기세포를 활성화시켜 그 조직에 맞게 분화해 이식된 지방세포의 생착을 돕는 거예요. 그뿐 아니라 피부의 성분이 되는 콜라겐과 탄력섬유 등을 새로 만들어 피부에 탄력을 주고 주름을 없애주며 미백 효과도 뛰어나지요. 단독 주사보다 프락셀이나 스칼렛 레이저, 스탬프 등 상처를 이용해 혈소판을 활성화시키는 시술과 같이 하면 시너지 효과를 낼 수 있어요. 회복을 빠르게 해주기도 하고요.

**Q** 시술 시간은 얼마나 걸리고 회복하는 데는 또 얼마나 걸리나요?

**A** 지방을 채취해서 주입하는 데 총 한 시간 정도가 요구돼요. 시술 후 하루 이틀 정도는 부기가 남아 있지만 2~3일 지나면

활동에 불편함이 없을 정도예요. 필러나 스컬트라의 경우는 30분 안에 간단하게 시술할 수 있어요.

**Q** 요즘엔 물광주사라는 것도 인기라고 하더군요. 그건 어디에 좋은 건가요?

**A** 아, 탱탱 물광주사요? 정식 명칭은 '하이드로 리프트' 라고 해요. 쉽게 말하면 촉촉하고 보들보들하고 탱탱한 피부를 만들어주는 보습 겸 탄력 주사예요. 나이가 들면 표피, 진피, 피하지방, 근육 어디랄 것 없이 모든 피부와 그 이하층의 수분이 빠져서 피부가 얇아지게 되죠. 그러다 보니 피부 곳곳에 파인 곳뿐 아니라 모세혈관 확장도 잘 보이고, 잔주름도 늘어나는데다 탄력까지 떨어지게 되지요. 이렇게 전반적인 피부 노화로 인한 탄력의 저하나 자극 또는 과민증으로 인한 홍조에 효과적인 시술이 바로 '하이드로 리프트' 주사예요. 미세입자 히알우론산 성분을 주사하는 방법으로 주사 후 수분을 끌어들여 촉촉해지면서 보습 효과도 있고 피부도 탱탱해지는 시술이지요. 탄력을 잃은 얼굴, 얇고 예민한 피부, 홍조가 생긴 피부, 윤기가 없고 건조한 피부에 시술하면 피부가 새롭게 탄생하는 느낌을 받을 수 있어요.

**Q** 그건 또 어떻게 시술하는 건가요?

A  시술 전에 얼굴 전체 피부에 연고를 발라 마취시킨 뒤 얼굴
   전반에 걸쳐 촘촘하게 히알우론산을 주사합니다. 히알루론
산 입자는 주변의 수분을 모아주고 세포를 자극해 탄력섬유를 증가
시키기 때문에 피부를 아기처럼 보송보송하게 만들어주죠. 이 성분
은 자기 분자량의 200~1,000배나 되는 수분을 흡수해 피부의 진피
속에 수분을 가득 넣어주도록 만드는데, 피부 깊이 주입된 천연 성분
은 또 다른 수분을 끌어들여 피부를 오랜 시간 촉촉하게 유지시켜주
고 피부세포를 자극해 탱탱하게 가꿔주는 역할을 합니다. 시술 후 일
상생활에 지장이 없고 반복 시술을 받으면 효과가 더욱 증대되죠. 연
고마취만으로도 시술이 가능해 통증이 적고, 간혹 멍이 드는 경우가
있지만 대개는 표시가 잘 나지 않아요.


Q  반복해서 시술받아야 한다면 주기는 얼마나 되나요?


A  한 번 시술받고 나서 한 달이 지난 뒤 1회 추가 시술하고, 그
   뒤로는 4~5개월 간격으로 시술하는 게 일반적이에요.

## 변형된 방법들

미니 지방 흡입  수술이 부담스럽고 비만 정도가 심하지 않다면 국소 부위에만 지방을 흡입하는 방법을 고려할 수 있다. 윗배, 옆구리 살, 허벅지 러브살, 엉덩이 위아래 살 등의 군살 등에 시술하며 회복기간은 스마트 리포 때보다 단축된다.

내추럴 팻 필러  얼굴에 지방을 넣은 표시가 나는 것이 부담스럽다면 소량만 주입하여 거의 부기가 없도록 하는 방법도 있다. 시술 후 바로 활동할 수 있으며, 소량만 주입하는 만큼 생착률이 높지 않으므로 리터치는 필수이다.

스컬트라  필러와 지방 이식의 중간 단계로 손실된 콜라겐을 자연스럽게 채워주는 시술. 미국 FDA 승인을 받은 제품으로 효과가 25개월까지 지속된다. 주사용 필러 성분이 체내 콜라겐을 자극하여 잔주름을 매끈하게 펴주고, 손실된 볼륨을 점차 회복시켜준다.

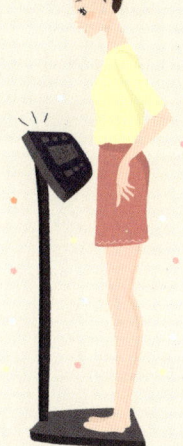

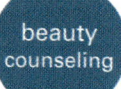

## 화장품이냐 시술이냐?

어느 날 40대 후반의 G씨가 물었다. "고가의 화장품을 사용하는 게 좋을까요? 아니면 그냥 시술을 받는 게 좋을까요?" 종종 이런 질문을 받을 때는 "예습이 좋을까요? 복습이 좋을까요?"라고 되물어본다. 보통은 "둘 다 해야죠"라고 한다. 피부 노화를 늦추는 것도 이와 마찬가지다. 시술을 하는 것은 복습과도 같다. 잘못된 습관으로 생긴 색소나 주름은 화장품을 아무리 비싼 것을 쓴다고 해도 쉽게 없어지지 않으니 흔적을 말끔히 지우고 싶다면 시술이 필요하다. 그러나 앞으로 진행되는 피부 노화를 늦추기 위해서는 매일 쓰는 화장품을 자기 타입에 맞게 잘 선택해서 사용하는 것이 중요하다. 즉 이미 발생한 문제점은 시술로 해결할 수 있지만, 미래의 피부 상태는 바로 지금 하루하루의 꾸준한 관리와 습관이 결정한다고 말할 수 있다.

case 19

# 애프터 바캉스 케어

Q 뷰티박사님, 바닷가로 휴가를 다녀왔더니 온몸이 만신창이가 됐어요. 제가 이번 여름에 큰맘 먹고 서핑을 배웠거든요. 너무 오래 바닷물에 있었던 탓일까요? 놀 때는 좋았는데, 돌아와서 보니 얼굴은 타서 칙칙하고 머리카락은 푸석거리고 엉망이에요. 이걸 어쩌면 좋죠?

-홍제동 윈드서퍼

A 홍제동 윈드서퍼 님, 서핑을 배웠다니 멋지군요. 하지만 그 후유증이 심각한 모양이네요. 윈드서퍼 님처럼 바닷가나 휴가지에서 피부에 물기가 있는 상태로 오래 있으면 피부의 손상 정도가 더 심해지지요. 햇볕에 탄 피부는 화상을 입은 상태와 비슷해요. 그러니 우선 피부를 진정시켜줄 필요가 있어요. 화끈거리는 피부를 아이스팩으로 냉찜질해주고 수렴 화장수를 미리 냉장고에 넣어두었다가 화장솜에 적셔 팩을 하듯 얼굴에 올려두세요. 혹시 피부가 벗겨지거나 통증이 있다면 물이나 우유, 찬 오이 등으로 냉찜질하고 강도가 약한 스테로이드 연고를 도포해 치료해줘야 해요. 그리고 자외선

의 강한 자극을 받은 피부는 건조해지면서 잔주름 등의 노화가 쉽게 오기 때문에 피부가 어느 정도 진정되고 나면 보습에도 신경 써야 하고요. 실내 냉방장치를 너무 건조하게 하거나 차게 하지 않도록 하고 정기적으로 환기를 하는 게 보습에 도움이 됩니다. 팩을 하더라도 필오프 타입보다는 얼굴에 얹어놓는 마스크 방식으로 얼굴에 수분을 공급해주는 게 좋아요.

**Q** 피부가 화끈거리고 아플 정도는 아닌데 얼굴빛이 확실히 칙칙해졌어요. 다시 환해지려면 어떻게 해야 하나요?

**A** 강한 자외선에 노출된 피부는 멜라닌 색소 생성이 활발해져서 주근깨나 기미, 잡티가 더욱 도드라지고, 일부러 태닝을 한 피부도 원래 색으로 돌아오면 얼룩이 생겨 보기 흉할 수 있어요. 진정과 보습 다음 단계에서는 미백에 각별히 신경 써야 합니다. 멜라닌 색소를 없애거나 생성 과정을 차단하는 성분들이 들어 있는 화이트닝 제품을 사용해서 피부 톤을 개선하는 게 좋아요. 화이트닝 제품은 최소한 두세 달은 지속적으로 사용해야 효과를 볼 수 있으니 꾸준한 관리가 중요하죠. 안티에이징과 화이트닝에 좋은 비타민 C가 풍부한 오이, 파슬리, 시금치, 바나나, 오렌지, 딸기 등의 음식을 섭취하고, 음식으로 부족한 경우에는 서플먼트로 따로 보충해주세요.

**Q** 얼굴도 얼굴이지만 머리카락도 문제예요. 모발 끝이 상해서 갈라지고 톡톡 끊어져요. 머릿결도 뻣뻣해졌고요. 자르긴 싫은데 어떻게 관리해야 할까요?

**A** 온도가 35도 이상 올라가면 모발의 유연성이 떨어져 머리카락이 갈라지고 잘 끊어지게 돼요. 게다가 바닷물의 염분은 머리카락의 보호막인 큐티클을 파괴해서 윤기도 사라지고 뻣뻣하게 만들지요. 수영장에 갔다면 수영장 물의 염소 성분이 모발의 구성 성분인 아미노산을 산화시키고요. 손상되고 갈라진 머리카락에는 이에 맞는 샴푸로 청결하게 해주고 보습과 영양을 더해주어야 합니다. 샴푸 전에 끝이 둥근 빗으로 빗질을 해주는 것도 손상된 모발을 관리하는 데 도움이 되지요. 평소에 두피 마사지를 잘해주면 두피의 혈행이 좋아져서 긴장감도 해소되고 순환도 잘 되어 모발을 건강하게 유지할 수 있어요. 또 스팀타월 등을 이용해 일주일에 2~3회 정도 집중적인 트리트먼트를 해주면 빼앗긴 영양분을 채워주고 손상된 모발의 회복과 수분 회복에

도 효과가 있어요. 달걀노른자나 꿀을 녹차물에 섞어 머리카락에 팩을 하는 것도 영양을 주는 좋은 방법이지요.

Q 머리카락이 색깔도 탈색돼서 보기가 싫은데 염색을 하면 안 될까요?

A 염색을 하면 보기에는 좋겠지만, 이 역시 머리카락을 못살게 구는 것이어서 손상된 모발에 서둘러 무얼 하라고 권하긴 어렵군요. 탈색이나 손상된 정도에 따라, 또 머릿결이 원래 얼마나 건강했는가에 따라 다르겠지만, 그래도 자외선이나 화학약품 등으로 두피와 모발이 손상된 경우라면 한 달 정도는 재생을 위한 시간을 주는 게 좋아요. 트리트먼트 등을 통해 보습과 영양을 주면서 잘 관리한 다음 모발이 어느 정도 건강해지고 나서 염색을 하는 게 어떨까요? 염색에 사용되는 약품 중 파라페닐렌디아민PPDA 성분이 든 염색약(검은색을 내는 제품에 주로 함유됨)은 손상되지 않은 두피에도 두드러기 같은 알레르기를 잘 일으키는 것으로 알려져 있으니 잘 살펴보고 선택해야 합니다. 파마약의 경우에도 약품의 종류에 따라 발진이나 가려움증, 붉음증을 일으킬 수 있으니 가능한 한 천연 제품을 사용하는 것이 좋아요.

# 여름철 질환에 대처하는 방법

설사, 식중독 반드시 물을 끓여 마시고, 음식은 70도 이상의 열을 가해 잘 익힌다. 찬 음식을 너무 많이 먹지 않도록 주의하고, 우유 등을 먹을 때는 꼭 유효기간과 보관 상태를 확인한다. 냉장 보관한 음식을 먹을 땐 다시 익혀서 먹고, 조리한 음식은 가능하면 바로 먹는다. 잠잘 때는 꼭 이불을 덮고 자거나 배가 가려지는 옷을 입고 잔다.

외이도염 여름철에는 온도와 습도가 높기 때문에 외이도에 염증이 잘 생긴다. 염증은 물놀이를 할 때 오염된 물이 귀에 들어가서 생기기도 하지만 물이 들어간 상태에서 귀를 면봉이나 귀이개로 후비는 바람에 귀벽 피부가 손상되어 생기기도 한다. 조기에 발견해 치료하면 증상을 줄이고 치료기간을 단축시킬 수 있으므로 귀가 아프거나 불편하면 곧바로 이비인후과를 찾는다.

일광 화상 여름철에는 자외선이 강하므로 낮에 잠시만 맨살로 나가도 쉽게 화상을 입을 수 있다. 특히 바닷가나 휴가지에서 물기가 묻어 있는 상태로 있으면 손상의 정도가 더욱 심해진다. 일광 화상을 입은 피부는 찬물이나 찬 우유로 마사지를 해주고 따갑거나 가려움이 심하면 칼라민 로션을 발라준다. 한낮의 야외 활동은 가급적 자제하고 물에서 노는 경우라면 평소보다 자외선 차단제를 더 자주 덧발라 화상을 예방한다.

냉방병 냉방병은 질병이라기보다 냉방장치를 장기간 사용했을 때 실내외 온도차에 대한 스트레스 반응으로 나타나는 신체적 이상 증세이다. 따라서 실내외 온도가 5도 이상 차이 나지 않게 하고 평균 실내 온도를 25도 정도로 유지한다. 에어컨에서 나오는 찬 공기를 직접 접촉하지 말고 에어컨 가동 중에는 긴팔 옷이나 스타킹을 착용해 보온에 유의한다.

지난여름의 뜨거운 열과 강렬한 자외선에
시달린 피부가
이제는 진정할 틈도 없이
곧 다가올 겨울을 대비하느라 예민해진다.
온도가 갑자기 낮아지고 건조해지면서
입과 코 주변에는 각질이 일어나고
여름을 지난 피부는
재생력이 떨어져 각질층은 더 두터워진다.
가을에는 그 어느 계절보다
안티에이징에 주력해야 할 때이니
피부에 영양을 충분히 공급해주는 것이
포인트!

autumn

··

가을

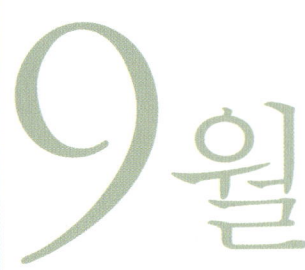

# 9월

:: september

" 각질 케어로
지친 피부를
윤기 있게!"

# 하룻밤 두 배 바쁜 피부, 다음날이 달라진다!

Q 뷰티박사님, 여름도 다 지나갔는데 밤에 잠을 잘 못 자서 큰일이
에요. 20대에는 며칠씩 밤새고 일해도 거뜬했는데, 30대 들어서
부턴 잠을 제대로 못 자면 다음날 바로 표시가 나더라고요. 요즘 피부도
푸석푸석하고 화장도 잘 안 먹는데 어떡하면 좋죠?

– 상일동 까만밤

A 저런, 불면이 지속되면 남들보다 노화 속도가 3~5년은 빨라
질 수 있어요. 하루만 수면이 부족해도 바로 피부에 스트레스
가 쌓여 피부 속 수분이 고갈되고, 낮 동안 손상된 피부가 제대로 회
복되지 못하기 때문이지요. 하지만 일부러 자려고 애쓰는 건 오히려
스트레스로 작용해서 더 잠이 안 올 수도 있어요. 잠이 오지 않으면
다른 방에서 책이나 신문을 보다가 다시 잠이 올 때 잠자리에 들어보
세요. 잠이 오지 않는다고 인터넷 서핑이나 게임을 한다든지, 오락
프로그램이나 영화를 보는 건 교감신경을 흥분시켜 잠을 방해할 수
있어요. 잠자기 2시간 전에 미지근한 물로 반신욕이나 온욕을 하면

근육과 신경을 이완시키고 체온이 올라갔다가 내려가면서 잠이 잘 온답니다. 그렇다고 너무 뜨거운 물로 목욕을 하거나 냉탕에 들어가는 것 역시 교감신경을 흥분시키니 피해야 해요. 목욕 시간은 15분 정도가 적당하니 욕조 속에 너무 오래 있지 않도록 하고요.

Q 저는 정 잠이 안 오면 뭘 먹거나 아니면 술을 한두 잔 마셔요. 그러면 잠이 더 잘 오는 것 같긴 한데 다음날 개운치가 않아요.

A 그건 좋지 않은 습관이에요. 벌써 다음날 개운치 않은 걸 느끼시잖아요. 너무 허기지거나 너무 배가 부르면 숙면에 들기

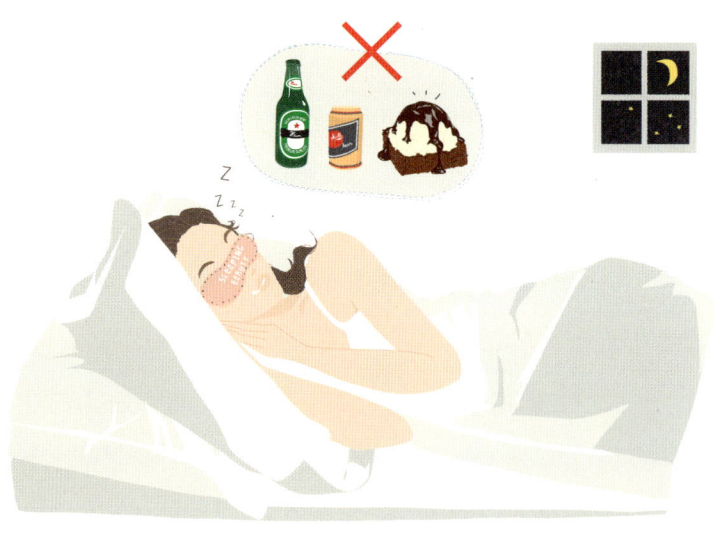

어려워요. 식사를 적당히 했다면 소화를 시키기 위해 부교감신경이 자극을 받아 수면을 유도하게 되는데, 기름지거나 향신료가 많이 든 음식을 먹거나 과식을 하면 오히려 역효과가 날 수 있어요. 위에 부담을 주고 스트레스로 작용해서 숙면을 방해하거든요. 수박이나 멜론처럼 물이 많은 과일은 이뇨작용이 있어서 잠을 깨게 만드는 원인이 될 수 있고 커피나 홍차, 녹차를 많이 마시면 카페인의 작용으로 숙면이 어려워지기도 합니다. 달콤한 케이크나 과자, 사탕 같은 것도 체내 혈당을 올려 대뇌를 자극하기 때문에 숙면에는 좋지 않아요. 먹는 것으로 효과를 보려면 수면에 도움을 주는 트립토판이 함유된 치즈나 우유가 좋아요. 알코올 섭취는 초기 수면을 유도하긴 하지만 자주 깨고 숙면을 방해해 자고 나도 개운치 않고 계속 피곤할 수 있으니, 수면 방법으로는 바람직하지 않습니다.

**Q** 그런데 잠을 잘 자는 게 왜 피부에 중요한지 전 아직도 잘 모르겠어요.

**A** 하하, 오래전 광고에 쓰였던 '미인은 잠꾸러기'라는 카피 기억하시죠? 잠자는 동안 우리 몸에서는 멜라토닌이라는 수면 호르몬이 분비되는데, 멜라토닌은 우리 몸을 휴식 모드로 바꿔주어 이 시간 동안 피부의 노폐물이 배출되고 손상된 세포는 부지런히 재생된답니다. 밤에 잠을 잘 자둬야 낮 동안 시달렸던 몸과 마음을 재

충전하고 피부의 면역 기능도 높일 수 있어요. 신진대사가 증진되고 재생이 촉진되면 몸의 피로물질이 사라지므로 아침에 일어났을 때 몸이 개운한 건 물론이고 피부도 촉촉해지지요. 성장호르몬은 청소년기까지는 주로 성장에 관여하다가 그 후에는 노화에 중요한 영향을 미치는데, 이 성장호르몬도 주로 수면 중에 분비되기 때문에 숙면을 취하지 않으면 성장호르몬 분비가 줄어 노화가 빨라져요. 또 잠을 자지 않으면 까만밤 님처럼 야식을 먹게 되는 경우가 많은데, 그러면 포만감을 알려주는 호르몬인 렙틴이 감소해서 다음날 낮에 고칼로리, 고탄수화물 식품을 찾게 되어 체중이 늘어나는 원인이 되죠. 밤 10시에서 새벽 3시 사이의 수면이 중요하다는 얘기 많이 들어보셨죠? 다 그런 이유에서랍니다. 나이트 케어가 데이 케어보다 중요한 것도 그 때문이고요.

**Q** 그럼 밤에 하는 피부 관리는 어디에 중점을 두어야 하나요?

**A** 우선은 낮 동안 피부에 쌓인 오염물질과 피지, 화장품 잔여물 등이 남아 있지 않도록 클렌징을 잘 해주는 게 가장 중요해요. 하루 일과를 끝내고 몸과 마음이 휴식을 취하게 되는 저녁시간, 이때 꼼꼼한 클렌징과 피부 손질을 해주면 피부도 휴식을 취할 수 있어 더욱 싱싱한 피부로 다시 태어날 수 있습니다. 땀을 많이 흘리고 피지 분비가 많았다고 너무 세게 문지르면 피부가 자극을 받기 쉬우

므로 거품을 충분히 내서 닦아내는 세심함이 필요하지요. 헹굴 때에도 강하게 하기보다 여러 번 패팅해서 피부에 닿는 자극을 가급적 줄여줘야 해요. 클렌징 뒤에는 3분 안에 보습과 영양을 마치고 숙면에 드는 게 좋아요. 취침 전의 피부 손질은 피부를 더욱 탄력 있고 건강하게 유지시켜주는 역할을 하니 밤에 귀찮다고 클렌징을 대충하거나 그냥 자버리는 건 특히 피해야 할 일입니다.

Q 다음날 중요한 약속이 있거나 행사가 있을 때 밤에 응급처치로 시도할 만한 케어는 없을까요?

A 중요한 약속이 있을 때도 전날 가장 중요한 건 역시 숙면이죠. 과로나 과음 등의 무리한 일을 하지 말고 숙면을 취하는 것이 좋습니다. 숙면과 함께 적절한 영양 공급도 피부 노폐물 대사와 피부 재생에 중요해요. 기름지거나 고칼로리 식사보다는 우유, 두부, 생선 등을 가볍게 먹고 과일과 채소를 잘 챙겨 먹는 걸 잊지 마세요. 나이트 케어로 특별한 비법이 있는 건 아니지만, 평소 건조감이 잦은 편이라면 전날 밤에 보습용 시트 마스크를 하면 아침에 화장할 때 한결 촉촉함을 느낄 수 있어요. 또 과로나 피로감으로 눈가 건조가 심하다면 눈가 전용 시트 마스크를 사용하는 것도 권할 만합니다.

# 피부 타입별 나이트 스킨 케어

지성 피부  지성 피부는 피지 분비가 많은 피부로 더러운 오염물질이나 먼지가 피부에 쉽게 붙으며, 깨끗하게 세안한 뒤에도 얼굴에서 유분이 많이 나온다. 다른 무엇보다 청결 유지가 중요하기 때문에 철저하고 꼼꼼한 세안이 필요하다. 지성 피부라고 해서 수분이 충분한 것은 아니므로 건조한 날씨에는 수분을 더 많이 섭취하고 숙면을 취해야 한다. 가벼운 토너를 사용하고 보습을 위한 로션 또는 에센스 정도로 마무리한다.

건성 피부  건성 피부는 저녁 세안을 자극이 강하지 않도록 부드럽게 하고 보습 제품은 유분감 있는 크림이나 에센스 제품을 선택하도록 한다. 건성인 경우 수분막을 형성할 수 있도록 수분 크림 위에 페이스 오일을 발라준다. 로션이나 에센스를 바르고 10초 정도 지나서 남는 것이 없이 다 날아갈 정도로 건조하다면 건조한 부분에 한 번 더 가볍게 발라준다.

복합성 피부  복합성 피부는 대개 T존은 기름지거나 중성이고 U존은 중성이거나 건성으로 한 얼굴에서도 여러 타입의 피부 형태를 취하는 경우다. 따라서 제품의 타입을 달리해주는 것이 좋은데, 클렌징도 T존은 딥클렌징의 횟수를 늘려 좀 더 꼼꼼하게 하도록 하고 보습 제품 역시 유분감이 없는 오일프리 타입을 택한다. 반면 U존은 일반적인 보습 제품을 택하고 피지 분비가 적어 건조해지기 쉬운 눈가나 눈 밑의 볼 주변, 입술 주변, 목 부분 등은 유분감이 있는 제품을 택한다.

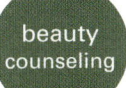

# 반신욕으로 피부도 맑게!

우리 병원을 정기적으로 방문하는 30대 초반의 A씨는 한 달 전보다 피부 결이 훨씬 좋아졌기에 최근 달라진 생활습관이 있는지 물어보았다. 특별히 달라진 것은 없는데, 반신욕을 시작한 지 한 달이 되었다고 한다. 그녀는 과중한 업무 스트레스로 숙면을 잘 취하지 못했는데 반신욕을 시작하면서 차츰 어깨 뭉침도 덜하고 잠도 잘 오니 피로감도 사라져 급기야 피부 톤도 맑아졌다는 것이다.

반신욕은 전신순환과 신진대사를 좋게 하여 피부와 건강에도 도움이 된다. 피로와 스트레스로 하루를 보냈다면 반신욕이나 족욕으로 노폐물 배설과 영양 공급, 근육이완을 원활하게 해보자. 얼굴색도 눈에 띄게 달라지는 효과를 볼지도 모를 일이다.

# 평소의 이런 습관, 피부에 독이 된다!

Q 뷰티박사님, 저는 올 여름부터 화장품을 냉장고에 보관했다가 사용할 때마다 꺼내서 바르고 있거든요. 아무래도 실내 온도도 높고 하니 상온에 보관하는 것보다 나을 것 같아서요. 그런데 크림을 바를 때 좀 뻑뻑한 느낌이 들어요. 제가 보관을 잘못한 걸까요?

*- 여의도 허니비*

A 여의도 허니비 님, 화장품을 냉장 보관했다 사용하면 아무래도 실내에 보관했을 때보다 청량한 느낌 때문에 기분이 좋아지지요. 하지만 모든 화장품을 다 냉장고에 넣어둘 필요는 없어요. 기초 제품 중 토너나 리퀴드 로션, 또는 수분팩 같은 건 냉장 보관을 했다가 여름철 달아오른 피부를 진정시킬 때 유용하게 쓸 수 있고, 또 실내 온도가 높은 여름엔 자칫 화장품이 변질되는 위험도 막아줄 수 있습니다. 하지만 크림 타입 화장품의 경우 기름 성분의 함유 정도에 따라 쉽게 굳어져 바르기가 수월하지 않을 수도 있어요. 바르기 쉽지 않은 건 별 문제 아니라고 해도 피부 침투력이 떨어질 수 있으

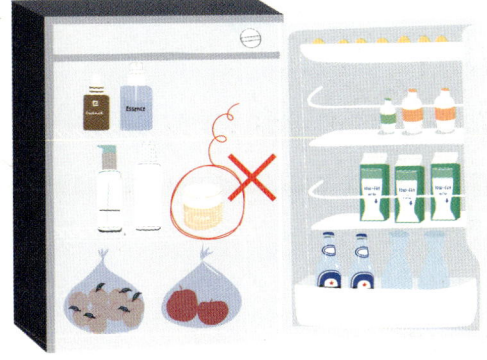

니 냉장 보관은 종류에 따라 선별해서 하는 것이 좋겠지요.

Q 기온 탓인지 여름 동안 모공이 많이 넓어졌어요. 어떤 땐 메이크업을 다 지우고 거울을 보면 얼굴 한가운데에 잔뜩 보이는 검은 구멍을 육안으로도 확인할 수 있을 지경이라니까요. 모공을 줄이려고 매일 찬물로 열심히 세안하고 있는데, 잘하고 있는 건가요?

A 모공이 넓어지는 것은 피지 분비가 많아지면서 일어나는 현상일 수도 있고, 탄력 저하로 인해 모공이 늘어나서 그런 것일 수도 있어요. 여름에는 피지 분비가 활발해지는 만큼 더운 여름을 나고 나면 모공이 넓어져 보이는 것도 무리는 아니지요. 피지 분비가 많아서 모공이 커진 경우는 모공에 염증이 생기기 쉬우니 꼼꼼하게 세안할 필요가 있습니다. 그런데 찬물로만 세안하는 건 기름때를 없애는 데는 적합하지 않아요. 또 지나치게 찬물로 세안하면 피부에 자극을 줄 수도 있고요. 처음 세안은 미지근한 물로 시작해서 클렌저로 부드럽게 거품을 내어 노폐물을 잘 씻어주고, 마지막 헹굴 때는 처음 세안하는 물보다 5도 정도 차게 해서 10~20번 정도 패팅하듯 헹구어

주는 것이 좋답니다.

Q 아휴, 제가 여드름 피부라서 진정 차원에서도 찬물 세안이 좋을
   것 같아 계속 해왔던 건데 오히려 역효과가 났겠네요. 엄마는 여
드름이 났을 땐 아무것도 바르지 말라고 하셨지만 요즘 아침저녁으로 찬
바람이 부는데 이런 환절기에 피부를 건조하게 방치하면 안 될 것 같아서
크림 한 종류만 바르고 있거든요. 혹시 이것도 잘못됐나요?

A 허니비 님, 안타깝게도 잘못된 방법으로 피부 관리를 하고 계
   시군요. 여드름 상태에 따라서 다를 수 있지만 아무것도 바르
지 않는 건 정답이 아니랍니다. 염증이 심할 경우에는 항생제 연고를
바르기도 하고 피지 분비가 많아 여드름이 심한 경우라면 합성비타
민 A 성분을 소량 바르는 것도 좋은 방법이에요. 그리고 스킨 케어
과정에서 사용되는 제품은 각기 그 역할이 다르기 때문에 한 가지 제
품만 사용한다면 그 외의 효과를 기대하기 어렵습니다. 이를테면 세
안 후 바르는 토너와 에센스는 피부 진정과 보습을 유지해주는 역할
을 합니다. 에센스는 화이트닝, 탄력, 보습, 주름 예방 등의 기능을 강
화한 제품들이 나오고 있으니 목적에 따라 선택할 수 있어요. 대개
스킨 케어 마지막 과정에서 바르는 크림은 유분의 비율이 높아 연령
이 높거나 건조한 피부에 맞는데 유분이 많다면 여드름을 일으키거
나 산화해서 트러블을 만들 수도 있으니, 오일프리 제품을 쓰는 게

좋아요. 허니비 님처럼 여드름 피부라고 다른 과정은 생략한 채 크림만 바르는 건 피부 상태를 더 악화시키는 아주 잘못된 방법이라고 할 수 있어요.

Q 이런, 당장 토너부터 사러 가야겠네요. 선무당이 사람 잡는다고, 저는 오히려 안 하느니만 못한 방법으로 관리를 해왔던 거군요. 이제 뭐 하나 여쭤보는 게 불안하네요. 제가 클렌징할 때 해면을 사용하고 있거든요? 이건 문제가 없을까요?

A 해면의 경우 아무래도 피부 노폐물이나 피지, 먼지 등 오염물질이 묻어나게 되므로 청결하게 관리하는 것이 중요해요. 제대로 관리하지 않으면 오히려 피부에 오염물질이나 세균을 심어주는 셈이 되니까요. 그러니 항상 기름때를 없애기 위해 세제로 잘 씻어주고 물기가 없도록 잘 말려줘야 해요. 젖은 상태에서는 세균도 더 활발하게 번식하기 마련이거든요. 깨끗하게 씻은 해면은 그늘에서 잘 건조시켜 환기가 잘 되는 곳에 보관해두는 게 좋습니다. 제대로 깨끗하게 관리할 자신이 없다면 사용하지 않는 편이 낫답니다.

# 피부에 독이 되는 뷰티 습관

## 피부를 위해 매일같이 팩을 한다 ➜ No

과유불급이라는 말이 있듯 아무리 좋은 것이라도 과도하게 하는 것은 좋지 않다. 어떤 팩을 하느냐에 따라 다르지만 팩이라고 해서 모두 좋은 것은 아니다. 화이트닝 팩을 매일 하다 보면 오히려 자극이 될 수 있고, 영양 팩을 계속하다 보면 피부에 영양이 제대로 공급되기보다 오히려 모공을 막아 트러블의 원인이 될 수 있다.

## 세안 후 아무것도 바르지 않은 상태에서 바로 팩을 한다 ➜ No

세안 후 팩을 하더라도 수렴화장수를 발라주는 것이 좋다. 수렴화장수인 토너는 잔여 노폐물을 제거하는 역할과 함께 세안 후 피부를 진정시켜주는 클렌징의 연장이 된다. 세안한 피부를 잘 정돈한 후 팩을 하는 것이 더욱 효과적이다.

## 마스크 팩을 붙인 채 잠자리에 든다 ➜ No

보통의 마스크 팩에는 고기능성 유효 성분이 포함되어 있어 적정한 시간 동안 피부에 밀착시키면 유효 성분이 피부로 직접 침투되는 효과를 기대할 수 있다. 하지만 너무 오랜 시간 팩을 붙여놓는다면 더 이상 유효 성분의 흡수를 기대할 수 없을 뿐 아니라 밤새 피부에는 장막이 드리워져 모공의 노폐물이 배출되지 못하고 트러블을 일으킬 수 있다. 적당한 시간 안에 제거하는 것이 좋다.

## 딥클렌징을 매일 한다 ➜ No

일반 클렌저가 메이크업과 노폐물, 먼지 등 피부 표면의 더러움을 제거한다면, 딥클렌저는 주로 모공 깊이 박혀 있는 피지와 각질을 좀 더 효과적으로 제거하는 데 중점을 둔 제품이다. 지나치게 자주 딥클렌징을 한다면 오히려 각질이 과도하게 제거되어 피부가 건조하고 민감해질 수 있다.

## 콩기름, 곡물가루 등 천연재료를 사용한 세안이 피부에 좋다 ➡️ No

천연재료가 좋다고 해서 콩기름이나 곡물가루로 세안하는 사람들도 있는데, 콩기름은 기름때를 제거하기는커녕 피부에 유분막을 만들어 오히려 모공을 막기 쉽고, 곡물가루 는 예민한 피부라면 자극을 줄 수 있다. 오히려 수용성 클렌징 오일이나 유기농 화장품 의 딥클렌저를 선택하는 것이 안전하다.

## 클렌징 크림을 사용해 5~10분 이상 마사지를 하며 클렌징한다 ➡️ No

클렌징을 하면서 가볍게 마사지를 하면 피부순환을 증진시켜 노폐물 대사를 원활하게 해줄 수 있다. 그러나 너무 오래 마사지를 하다 보면 피부 노폐물이나 피지, 먼지들이 오히려 모공 속으로 박히게 만들 수 있으므로, 오랜 시간 마사지하기보다는 간단하게 1~2분 이내로 하는 것이 좋다.

## 뾰루지 부위에 트러블 스폿 제품을 두껍게 바르고 잔다 ➡️ No

뾰루지가 생기는 이유는 피지나 노폐물이 모공을 막고 그곳에 염증이 생겨서 일어나는 것으로 스폿 제품을 너무 두껍게 바르는 것 자체가 모공을 막는 일이 될 수 있으므로 가능하면 얇게 발라주는 것이 좋다.

## 뽀드득 소리가 날 때까지 세안해야 개운하다 ➡️ NO

습관처럼 뽀드득 소리가 나지 않으면 마치 얼굴에 때가 남아 있는 것으로 생각하는 사 람들도 있다. 하지만 뽀드득 소리가 나는 것은 피부에 필요한 보습막까지 제거한 상태 를 의미한다. 이는 오히려 피부를 건조하고 예민하게 만들어 노화를 촉진할 수 있다.

# 각질이라고 무조건 없애야 하는 건 아니에요!

33세 P양은 성인 여드름이 심해졌다며 병원을 방문했다. 그녀는 얼마 전 얼굴에 각질이 보이는 것 같아 각질 제거 기능이 있는 제품을 사서 열심히 사용했다고 한다. 그런데 붉은 뾰루지가 한두 개씩 올라오더니 얼굴이 붉어지고 칙칙해져서 화장품 코너에 들렀더니 여드름이 난 것 같다는 얘기를 들었다. 그 뒤로 더 열심히 각질을 제거해야겠다고 생각하고, 일주일에 두 번 하던 각질 제거를 이틀이 멀다 하고 했다.

그녀의 얘기를 듣고 나서, 자세히 살펴보니 그녀의 얼굴에 난 것은 성인 여드름이 아니라 건조해서 생긴 트러블이었다. 화끈거리거나 가려울 때도 있다고 했다. 얼굴에 조금씩 일어나는 각질을 억지로 밀어서 벗기면 벗기지 말아야 할 각질층까지 떨어져 나간다. 각질층은 피부를 방어해 외부로부터의 공격을 막아주는 역할을 하는데 묵은 각질이 아닌 살아 있는 각질층이 건조로 인해 허옇게 일어난 경우 이를 밀어내면 심한 경우 세균이나 진균의 공격을 받아 염증까지 생길 수도 있다. 그러니 각질을 무조건 없애야 한다는 생각은 버려야 한다. P양에게 허옇게 각질이 올라올 때는 오히려 수분 크림을 한 번 더 두드려 발라주어 살짝 눕혀주는 듯 잠재우고 각질제거제를 그만 사용하라고 일러주었다. 그 후 그녀의 피부가 급속도로 회복된 것은 물론이다. P양은 무엇이든 열심히 한다고 능사가 아니라 제대로 관리하는 것이 현명한 선택이라는 것을 뼈저리게 느꼈다고 말했다.

# 화장품도 다이어트가 필요하다고요?

**Q** 뷰티박사님, 저는 귀가 얇은 편이라 누가 뭐가 좋다고 하면 꼭 따라서 사게 되고, 새로 런칭된 브랜드의 화장품은 궁금해서 또 사게 되고, 스타 연예인이 광고하는 기능성 화장품은 안 사면 안 될 것 같고… 이런 식으로 사들이는 화장품이 화장대에 가득해요. 그런데 얼굴에 화장품을 많이 바른다고 좋은 건 또 아니잖아요? 화장품을 좀 더 효율적으로 사용하는 방법이 없을까요?

– 잠실 야구소녀

**A** 아이쿠, 잠실 야구소녀 님, 화장품 다이어트가 필요한 전형적인 케이스군요. 아무리 좋은 음식도 많이 먹으면 탈이 나듯이 화장품도 마찬가지랍니다. 그렇지 않아도 서양 사람들에 비해 우리나라 여성들이 화장품을 많이 쓰는 편이에요. 한 화장품 회사의 조사에 따르면 우리나라 여성의 경우 낮에 12.9개, 밤에 6.5개를 사용하는데 평균적으로 12.6개의 화장품을 바른다고 해요. 기초 화장품만 놓고 보면 유럽 여성은 2~3단계, 일본은 5단계인 데 비해 우리나라

는 6~9단계를 사용하고 있다고 하니 다른 나라에 비해 사용하는 화장품 종류가 월등하게 많다는 걸 알 수 있지요. 그러니 화장품을 사기 전에 냉정해질 필요가 있어요. 우선은 자신의 피부 타입과 나이, 계절 등 여러 인자를 고려하고 피부에 생긴 문제의 원인을 분석해봐야 합니다. 그래야 무조건 비싼 제품이나 고기능성 제품, 신제품으로 해결하려는 생각을 버릴 수 있어요. 피부에 문제가 생겨 병원을 찾는 분들을 보면 대부분 자신에게 맞지 않는 잘못된 제품을 사용하는 경우가 많아요. 문제의 원인을 들여다봐도 피로, 수면 부족, 수분 섭취 부족, 영양 불균형 등 화장품으로 해결할 수 없는 경우가 더 많지요. 잘못된 습관을 고치지 않고는 화장품의 효능도 기대할 수 없답니다. 자신에게 맞는 제품과 적당량을 사용하는 것이 가장 바람직하고 효과적인 구매 방법입니다.

Q 하지만 제품 명칭이나 기능을 보면 토너도 두 가지 정도는 써야 할 것 같고 에센스도 요즘은 기능에 맞게 특화되어 나오니 그걸 다 갖추려면 두세 가지로는 어림도 없을 것 같아요. 그런 식으로 쓰다 보면 기초 화장품을 많이 쓸 수밖에 없는걸요.

A 화장품 회사마다 다 다른 명칭을 사용하고 기능도 조금씩 다르게 나오니 헷갈리고 불안한 게 당연해요. 하지만 그처럼 많은 단계의 제품을 사용하게 되면 피부에 무리가 올 수밖에 없어요.

젊은 여성이 많은 단계의 제품을 사용하는 경우, 민감한 피부를 가진 사람이 자주 제품을 바꾸는 경우, 여드름 피부에 제품을 과하게 사용하는 경우 등 화장품 과다 사용은 정말 과유불급이라는 말이 딱 맞을 정도예요. 세안을 하고 아무것도 바르지 않는다면 피부 땅김을 피할 수 없겠죠. 하지만 세안 후에 제품을 이것저것 바르는 건 그보다 더 피부를 괴롭히는 일이랍니다. 적당한 제품을 사용한다고 해도 한 제품의 유효 성분이 제대로 흡수되기도 전에 다음 단계를 덧바르는 것은 전 단계의 제품이 다음 단계 제품을 흡수하는 데 방해가 될 수 있어요. 급하게 식사를 하느라 포만감을 느끼지도 못한 채 과식을 해서 비만이 되는 것처럼 화장품도 과식을 하면 피부에 악영향을 준답니다.

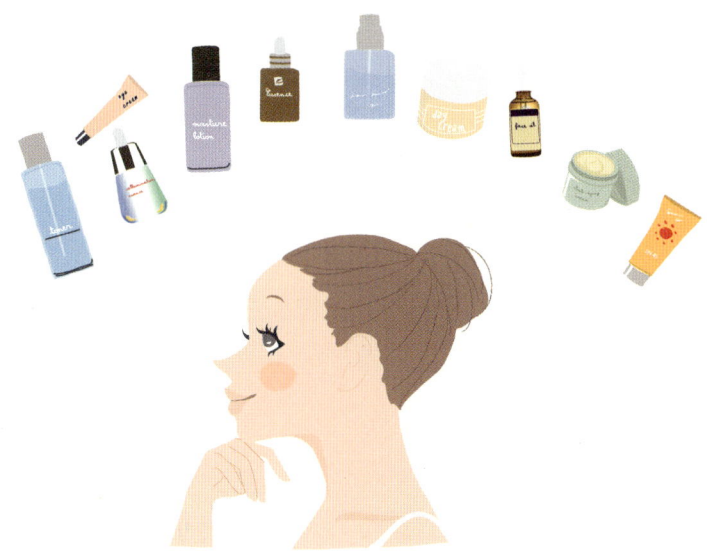

Q 자신에게 맞는 적절한 제품 선택과 적당한 양, 사실 이것처럼 애매한 기준이 없거든요. 그러니 똑똑하게 화장품을 선택하는 법을 알려주세요.

A 나에게 필요한 것이 무엇인지, 내 피부 타입이 어떤지 아는 것이 첫걸음이지요. 내 나이와 피부 상태, 그리고 계절을 고려해야 해요. 트러블이 생긴다고 지성용 제품을 사고 과도하게 각질을 제거하다가는 피부가 더욱 민감해져서 낭패를 볼 수 있어요. 얼굴이 칙칙해졌다고 무조건 각질 제거용 제품을 살 것이 아니라 혹시 날씨가 건조해서 그런지, 물을 적게 마시는 편이거나 실내 습도가 낮은 건 아닌지 살펴봐야 합니다. 내 문제점이 생활습관에 있는지, 스트레스가 많은지, 내 피부 타입이 변하고 있는데 내가 미처 알아차리지 못하고 있는 건 아닌지 생각해봐야 하는 거죠. 그런 다음 화장품을 바를 때 성분을 살펴보고 중복되는 것을 피하면 꼭 필요한 건 챙기면서 화장품 과식을 막을 수 있어요.

Q 화장품 성분을 살펴보라고 하셨는데 주로 뭘 봐야 하는 거죠?

A 이미 가지고 있는 제품 중에서 비슷한 단계에 사용하는 제품을 한두 가지 정도 생략할 수 있는 게 있을 거예요. 예를 들어 로션과 크림을 사용한다면 이 두 가지의 차이는 유분과 수분의 비율

차이 정도일 겁니다. 대개 두 가지 제품 모두 모이스처라이저로 피부에 보습을 주는 경우가 많으니까요. 젊은 20대 여성이거나 지성 피부의 30대 여성이라면 로션 정도만 사용하는 게 좋습니다. 반대로 악건성 피부를 가진 20대이거나 보통 피부의 30대가 건조한 계절을 날 경우에는 크림 타입을 사용해 유분과 수분의 밸런스를 맞춰줘야 하고요. 에센스가 여러 개라면 서로 상충되는 성분이 들어 있진 않은지, 중복되어 과다한 영양 공급이 되진 않는지 따져봐야 합니다.

**Q** 그렇지만 화장품이 워낙 세분화되어 나오니 뭘 빼고 뭘 더해야 할지 늘 헷갈려요.

**A** 하하, 이해할 수 있어요. 화장품 회사마다 세분화된 제품을 내놓고 있어 얼굴 중에는 눈 따로, 입술 따로, 또 보디 제품도 네크라인 따로, 손 따로 발 따로 전용 제품을 사용하다 보면 정신이 하나도 없지요. 큰 문제가 없다면 영양 크림으로 눈가와 네크라인까지 함께 사용할 수 있어요. 물론 한 사람의 얼굴이어도 부분적으로 피부 타입이 다를 수 있으니 얼굴 지도에 맞춰 신경을 써야 해요. 피부 타입이 바뀌어서 사용하지 못하게 된 제품은 네크 크림이나 핸드 크림으로 사용할 수 있고, 또 구입한 지 오래되어 얼굴에 바르기 꺼려지는 제품은 발뒤꿈치에 발라주면 좋습니다.

## 화장품 과식의 원인

**외모지상주의** 여성들은 외모에 대한 자신감이 없으면 실력이 있어도 사회에서 제대로 대우받지 못한다는 생각을 은연중에 품고 있다. 이와 더불어 여성의 사회 진출이 활발해지면서 외모에 더 이상 무관심해질 수 없는 분위기가 조성되어 있다. 여성이 예쁜 외모, 그중에서도 좋은 피부를 갖기 위해 투자하는 노력이 당연시된 것이다.

**마케팅의 효과** 남이 좋다고 권하는 제품은 왠지 손이 가고, 연예인이 광고하는 제품은 꼭 써봐야 할 것 같다. 즉 자신만의 개성보다는 보편타당한 미의 기준에 자신을 맞추려고 하는 것이다. 하지만 이런 경향은 좀 더 곰곰이 생각해볼 필요가 있다. 다른 사람이 효과를 본 제품이라고 해도 나의 피부 상태나 조건과 맞지 않으면 동일한 효과를 낼 수 없다. 또한 스타 연예인을 광고모델로 내세운 제품일 경우, 과연 그가 제품을 사용하기 전에는 나쁜 피부였다가 그 제품을 사용하면서 피부가 개선된 것인지 따져봐야 한다. 따라서 나를 제대로 아는 것이 화장품 다이어트의 첫걸음이라 하겠다.

**세분화된 제품 출시** 화장품 회사마다 다양한 기능의 제품을 다양화된 명칭으로 내놓고 있기 때문에 내가 사용하는 제품이 다른 회사의 어떤 제품과 일맥상통하는지 알기가 매우 어렵다. 기능이 강화된 제품일수록 더욱 그렇다. 하지만 잘 모르기 때문에 막연하게, 또는 불안감 때문에 제품을 구매하다 보면 어느새 화장대가 불필요한 제품으로 가득 차 있는 것을 발견하게 될 것이다.

# 화장품을 계속 바꾸는 건 피부에 독!

L은 32세의 뷰티 에디터인데 피부 트러블이 가라앉지 않아 우리 병원을 자주 방문한다. 실제로 뷰티 에디터들 중에는 이상하게도 피부에 트러블이 있는 사람들이 많다. 좋은 화장품을 골라 쓰고 누구보다 피부에 신경 쓸 것 같은데 그 이유가 무엇일까 궁금했다. 곰곰이 생각해보니, 매달 쏟아져 나오는 화장품 신상품이 30가지도 넘는데 뷰티 에디터들은 대부분 그것을 발라보고 제품에 대한 정보를 제공하는 경우가 많았다. 한 제품을 계속 사용하기보다는 이것저것 새로 나온 것을 쓰면 일반인들도 피부가 민감해질 수밖에 없는데, 스트레스와 과로로 가뜩이나 피지 분비가 증가한 에디터들이라면 더 말할 것도 없었다. 게다가 피부 재생이 더뎌지는 30대라면 문제는 더 심각해진다. 그녀에게 가능하면 신제품을 손에만 발라보거나 다른 사람에게 주도록 권했고 그 후 피부 트러블은 점차 나아지기 시작했다.

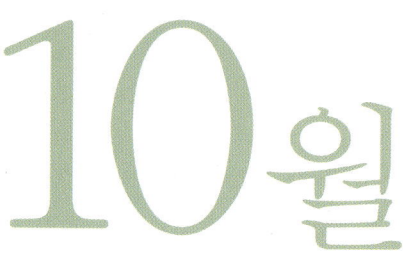

# 10월

:: october

" 노화를 잡고
꿀피부로 거듭나는
중요한 시기 "

# 김태희 하트라인의 비밀을 찾아라!

Q 뷰티박사님, 요즘 TV를 보면 저랑 같은 또래의 연예인들이 저보다 훨씬 어려 보이고, 가끔 동창 모임에라도 가면 예전에는 외모가 저보다 못하다고 생각했던 친구가 저보다 어려 보이면 굉장히 속상해요. 그래서 다들 동안 얼굴에 열광하는 것 같은데, 요새는 또 하트라인이라는 게 대세라는군요? 하트라인이 대체 뭔가요?

—일산 후덕미녀

A 일산 후덕미녀 님, 나이가 들어 보이는 걸 좋아하는 사람은 없지만, 최근 들어선 동안에 대한 관심이 거의 열풍 수준이라고 할 정도로 뜨거워졌죠. 그래서 자연히 어려 보이는 얼굴을 만들고 유지하는 방법에 대한 관심도 높아지고 있어요. 흔히 동안이라고 하는 얼굴의 특징을 보면, 작고 갸름한 달걀형 얼굴, 광대뼈나 사각턱이 발달하지 않은 동글동글한 인상, 볼륨감 있는 동그란 이마, 크고 눈동자가 뚜렷한 눈, 다소 융기된 눈 밑 앞 광대뼈 부위, 함몰되지 않은 귀족 부위(코 바로 옆 부위), 적당히 작고 도톰한 입술, 코끝이 오똑

한 버선코, 적당한 길이의 턱, 하얗고 깨끗하며 촉촉한 피부 등을 들 수 있어요. 그러나 가장 중요한 한 가지 요건을 꼽으라면 다소 융기된 눈 밑 앞 광대뼈 부위를 들 수 있는데, 중안 면이 살아 있으면 더 입체적이고 작아 보이며, 무엇보다 어려 보이는 데 큰 역할을 하죠. 두 번째로는 적당히 볼륨감 있는 동그란 이마를 들 수 있는데, 평평한 이마보다 귀여워 보이면서 총명한 이미지를 주죠.

요즘 화제가 되고 있는 '하트라인'은 동안 얼굴을 이루는 모든 요소의 결정체라고 말할 수 있어요. 하트라인 얼굴을 설명하자면, 두 볼을 중심으로 눈 밑 볼이 두드러지면서 하트 모양처럼 도톰하고 빛이 나며, 두 볼과 얼굴 아랫부분이 하트처럼 보이는 얼굴을 말합니다. 특히 볼 부위가 적당히 탄력 있고 통통해야 하고 턱선이 갸름해야 예쁜 하트 모양이 나와요. 요즘 김태희 씨가 화장품 광고에서 하트라인을 강조하면서 폭발적인 이슈가 되었지요.

이마 : 도톰하다
피부 : 깨끗하고 주름이 없다

귀 : 작고 귓불이 통통하다
눈 : 둥글고 검은 눈동자가 크다

볼 : 통통하다
코 : 짧다
입술 : 도톰하다
턱 : 짧다

**Q** 아휴, 저도 턱이 각진 편이라 경락이다 뭐다 해볼 수 있는 건 해 봤지만 얼굴형을 교정하는 게 말처럼 그렇게 쉽나요, 어디. 그냥 달걀형도 아니고 볼이 통통해서 어려 보이는 하트 모양을 만들어야 하다니, 김태희 씨야 미인으로 태어났다지만 보통 사람은 다시 태어나기 전에는 그게 가능하겠어요?

**A** 하하, 물론 타고난 얼굴형을 바꾸는 건 어려운 일이죠. 사각 턱을 깎아내는 수술처럼 눈에 띄는 변화가 아니라면요. 하지만 하트라인에 역행하는 변화, 그러니까 노안이 되는 속도를 늦추어 젊은 얼굴을 오래 유지하는 방법은 있어요. 우리의 얼굴은 세월에 따라 얼굴형이 달라지는데, 이는 오랜 시간에 걸쳐 천천히 일어나는 변화라서 한순간에 깨닫게 되지 않죠. 양쪽 볼살이 처지고 인디언 주름이나 팔자 주름이 깊어지고 턱이 넓적해지면 하트와는 거리가 먼 평평한 얼굴이 되지요. 나이도 들어 보이고, 촌스럽게 보이기도 하죠. 이건 노화가 진행됨에 따라 피부 탄력 저하, 지방 감소 등 필연적으로 일어나는 과정이긴 하지만 잘못된 생활습관으로 얼굴라인을 망가뜨리는 경우가 더 많아요. 후덕미녀 님은 혹시 턱을 괴는 버릇이 있다거나 껌 같은 걸 자주 씹는 편인가요?

**Q** 글쎄요, 책상에서 모니터로 영상물을 볼 때는 턱을 괴고 보는 편이긴 해요. 그러고 보니 업무상 외부 사람을 만나야 할 때는 입냄

새를 없애느라 미팅 전에 껌을 씹는 습관이 있네요.

A  이건 아주 사소하면서도 중요한 포인트인데, 턱을 괴는 버릇
   이 있는 사람은 악관절의 변형이 일어나거나 좌우 비대칭이
될 위험이 있답니다. 심하면 턱관절염으로 통증을 호소하는 경우도
있어요. 그리고 마른 오징어처럼 질긴 음식이나 껌을 씹는 건 턱의
저작근육을 발달시키기 때문에 오랜 시간이 지나면 사각턱이 될 수
있어요. 마찬가지로 이를 악무는 버릇도 하트라인에서 멀어지는 방
법입니다. 이렇게 얼굴형을 무너뜨리는 데 일조하는 습관이 있다면
의식적으로 노력해서 고치는 것이 좋겠지요.

Q  아, 그런 건 생각도 못 했는데, 하트라인을 지키는 것도 보통 일
   이 아니군요.

A  하하, 이제 시작인걸요. 수면을 취할 때도 자세가 중요합니
   다. 낮은 베개를 베야 하는 건 잘 아실 텐데, 베개가 높으면 목
주름이 생기기 쉽고 턱살도 늘어지기 쉽기 때문이죠. 또 엎드려서 자
는 습관은 정맥혈의 저류로 얼굴 부위에 부종이 생기게 하고 푸석푸
석해지게 만드니 꼭 고쳐야 하는 습관이에요. 과로, 폭음, 흡연은 삼
가고 무리한 다이어트나 편식도 피해야 합니다. 다이어트나 편식은
영양 부족으로 피부를 거칠게 만들고 흡연과 음주는 피부에서 수분

을 빼앗는 주적이란 사실을 기억해두세요.

**Q** 아휴, 그러니까 하트라인 얼굴을 갖기 위해선 '바른 생활'을 해야
하는 거네요.

**A** 네, 맞습니다. 재미없어 보이긴 해도 규칙적인 생활과 고른
영양 섭취, 채소를 많이 먹는 습관, 반듯한 자세 등 모범생 같
은 생활이 결국 젊어 보이는 비결인 거에요. 잦은 사우나도 수분을 빼
앗기기 쉬우니 적당히 하는 것이 좋아요. 평소에 충분히 수분을 섭취
하고 실내 온도와 습도도 쾌적한 상태(겨울엔 18~20도, 여름엔 22~26도,
습도는 40~60%)로 유지하는 것이 좋고요.

**Q** 여태까지 말씀해주신 방법들은 결국 생활습관을 개선해서 오래도
록 실천해야 빛을 볼 수 있는 방법들인데, 조금 쉽고 빠른 방법,
그러니까 의학의 도움을 받을 수는 없나요?

**A** 시술을 말씀하시는 건가요? 하트라인을 만들기 위해서는 하
트라인이 망가지는 것을 개선해주는 시술을 할 필요가 있죠.
즉 꺼진 볼살은 올려주고, 잃어버린 탄력을 업시켜주는 등의 방법이
에요. 대표적인 것으로는 보톡스와 필러가 있고, 요즘은 미세자가지
방 이식이나 탄력 레이저도 많이 이용되고 있습니다.

# 하트라인을 만들기 위한 여러 가지 시술들

**보톡스**  시술이 시작된 역사가 오래되어 안정성이 높고 효능이 인정된 시술이다. 보톡스는 보툴리눔 균을 이용한 시술방법으로 근육을 마비시키는 독소를 원하는 부위에 주사하여 효과를 기대하는 시술이다. 원하는 부위에 따라 여러 시술로 적용될 수 있다.

**보톡스 사각턱** | 최근 가장 많이 이용되고 있는 시술로 간단히 주사만 맞으면 턱선이 갸름해지는 효과를 볼 수 있다. 2~3회 연속적으로 시술하면 갸름한 얼굴라인을 오랫동안 유지할 수 있다.

**보톡스 표정 주름** | 이마, 미간, 눈가, 콧등의 표정에 의해 생겨나는 주름과 입술 주름, 목선 주름을 펴는 데 이용되며, 효과는 5~6개월 정도 지속된다.

**메조 보톡스** | 희석된 보톡스를 얼굴 전체 리프팅에 이용하는 방법으로 얼굴선 정리와 피부 탄력 및 잔주름 제거에 효과적이다. 다른 보톡스 시술에 비해 오래가지 못하는 단점이 있다.

**필러**  말 그대로 'fill(채운다)'을 뜻하는 필러는 살이 꺼진 부분에 필러를 채워주어 볼륨의 효과를 얻는 시술이다. 입술이나 애교살, 콧대를 높이는 필러 시술이 보편적으로 사용되며, 좀 더 볼륨감을 원하는 경우에는 팔자 주름, 눈 밑 볼살, 이마, 턱 등에도 볼륨을 넣어 주름을 줄여줄 수 있다. 또한 전반적인 얼굴의 프로파일링을 한꺼번에 시술하여 얼굴의 선을 어리게 바꾸는 방법도 많이 이용된다. 필러의 지속기간은 생산회사, 필러의 재료, 필러의 입자에 따라 차이가 나며, 5~9개월 정도 사이에 리터치를 해주면 지속기간이 더 길어진다.

**스컬트라**  진피 층의 콜라겐 생성을 촉진시켜주어 탄력을 잃어가는 얼굴에 탄력과 볼륨감을 높여주는 시술이다. 시술 후 자연스럽게 탄력을 회복하여 주름이 눈에 보이지 않으면서 볼륨까지 얻는 효과를 볼 수 있다. 스컬트라 시술 후 효과는 6주 정도 지나야 두드러진다. 충분한 효과를 얻기 위해서는 1차 시술 후 한 달 정도 지난 다음에 2회 정도 추가, 총 3회 시술을 하면 자연스럽게 완성된다. 2년 넘게 효과가 지속되어 만족도가 높은 편이며 시술 시간도 30분 정도로 짧고 통증이 적어 일상생활에 바로 복귀할 수 있는 것이 장점이다.

지방 이식 말 그대로 자기 몸에 있는 지방을 지방이 부족한 안면부에 이식하여 얼굴을 볼륨감 있고 젊게 보이도록 만드는 시술이다. 초회 시술 시 생착률은 개인차가 있으나 대략 40~60% 정도인데 재차 시술 시 생착율은 더 높아져서 보통은 2~3회 정도 시술을 받으면 지속기간이 훨씬 더 연장될 수 있다.

## 딱딱한 걸 자주 씹으면 얼굴 라인이 망가져요!

30대 중반의 아나운서인 J씨는 제 나이보다 더 나이 들어 보인다는 말을 자주 듣는 게 큰 고민이었다. 얼굴 전체 라인이 사각턱 선이라 보톡스 시술로 갸름한 V라인을 만들어주었으나 남들보다 빠르게 다시 씹는 근육이 커졌다. 그의 습관은 술을 잘 못 마시면서도 사람들과 만나는 술자리는 좋아했고, 특히 안주로 나온 쥐포를 즐겨 먹다 보니 다른 사람들보다 씹는 근육이 빠르게 발달해 아저씨 타입의 얼굴이 된 것이었다. 쥐포나 오징어처럼 딱딱한 걸 좀 덜 먹을 것을 권했고, 다른 사람들보다 간격을 짧게 몇 회 지속적으로 보톡스 시술을 하면서 이제는 어느 정도 V라인이 자리 잡게 되었다.

### ● 어느 정도 젊어 보이는 게 이상적일까?

70대 중반의 할머니가 클리닉을 내원하여 유심히 나를 바라보더니 "원장님은 무슨 시술을 받고 피부가 좋아지셨어요? 저도 그 시술로 해주세요"라고 했다. 연령 차이가 근 30년이 나는데 어떤 시술을 받는다고 그 세월을 거스를 수 있겠는가? 보나르는 "여자는 언제나 아름다워야 한다. 이것은 남자가 언제나 강하지 않으면 안 되는 것과 같다"고 말했다. 하지만 흘러가는 시간을 붙잡을 수는 없는 법, 어떤 시술로도 할머니를 중년여성으로 만들 수는 없다. 과도하게 나이를 거스르기보다는 자신의 연령대보다 5년, 많게는 10년 정도 젊어 보이는 게 이상적이다. 그러나 젊게 보이는 것도 좋지만, 우아하게 나이 드는 법을 아는 게 더 중요하지 않을까? 여성들의 영원한 과제다.

# 목주름을 잡아야 진짜 미인!

Q 뷰티박사님, 목을 보면 여자 나이를 알 수 있다고 하잖아요? 저는 마른 체형에 목도 긴 편이라 목주름이 유난히 눈에 띄어요. 특히 목에 진하게 딱 두 줄로 난 주름이 여간 신경 쓰이는 게 아니에요. 아무리 화장을 화사하게 해도 목주름이 깊으니까 정말 나이 들어 보이는 것 같아서 속상해요. 대체 목이 왜 얼굴보다 빨리 늙는 걸까요?

– 신정동 오로라소녀

A 신정동 오로라소녀 님, 나이가 들면 피부 노화를 피할 수 없는데 다른 부분보다 피부 노화가 빨리 나타나는 곳이 바로 목이에요. 또 한번 주름이 생기면 회복되기 어려운 곳이 목이기도 하고요. 보통 피부는 크게 표피, 진피, 피하지방으로 되어 있고 그 아래에 근육이 위치해 있어요. 주름은 표피, 진피, 피하지방, 근육의 노화나 과다 사용으로 생기는데, 특히 목의 피부는 진피층과 피하지방층이 얇고 피지선이 상대적으로 적어 건조한 상태인데다 근육도 적은 편입니다. 반면 하루에도 여러 번 고개를 돌리고 구부리는 등 운동량이

많아 노화가 빨리 진행되게 되죠. 게다가 햇빛에 자주 노출되는 부위임에도 소홀하기 쉬워 광노화로 인한 주름이 잘 생기게 돼요. 20대 후반부터 서서히 탄력이 떨어져 잔주름이 생기기 시작하다가 30대에는 주름 수가 늘고 40대에는 굵은 주름으로 완전히 자리를 잡게 되죠. 무리한 다이어트도 목주름의 원인이 되는데, 체지방이 줄어들고 단백질과 수분이 빠지면 아무래도 탄력이 떨어지기 마련이니까요.

Q 저는 목주름을 예방하려면 베개는 낮은 걸 베는 게 좋다고 해서 베개도 낮은 것으로 바꾸고 얼굴에 자외선 차단제 바를 때 목에도 잊지 않고 발라주거든요. 그것만으로는 부족한 걸까요? 목주름을 예방하는 관리법으로 또 뭐가 있을까요?

A 목에 자외선 차단제를 잊지 않고 바르신다니 아주 좋은 습관을 갖고 계시군요. 얼굴뿐 아니라 목 피부 역시 하루 종일 자외선에 노출되는데 얼굴에는 자외선 차단제를 바르면서 목에는 생략하는 경우가 의외로 많죠. 목에도 꼼꼼하게 자외선 차단제를 바르고, 바를 때는 손바닥 전체를 사용해서 목 아래쪽에서 위쪽으로 쓸어올리듯 발라야 합니다. 특히 뒷목도 자외선에 무방비 상태가 되기 쉬우니 잊지 말고 발라주세요. 그리고 외출 후에는 얼굴과 마찬가지로 목에도 노폐물이나 먼지, 오염물질들이 쌓이기 마련이니 자극이 적은 세안제로 아래부터 위로 쓸어주듯 꼼꼼히 세안해주는 게 좋습니

다. 물론 세안 후에도 얼굴만 관리하지 말고 목도 관리해주어야 하죠. 수분 크림이나 수분 에센스로 보습을 유지해주고 건조하다면 영양 크림과 보습 크림을 추가로 발라주고요.

Q 목에 좋은 마사지나 운동법이 따로 있나요?

A 네, 차근차근 말씀드릴게요. 우선 일주일에 한두 번 정도는 정기적으로 관리를 해주는 게 좋아요. 천연 팩을 사용해 목의 각질을 제거해주고 탄력 크림을 목에 바른 뒤 손바닥으로 아래에서 위로 끌어올리듯 번갈아가며 10회 이상 마사지해주세요. 피부가 건조한 사람이라면 목 전용 탄력강화 크림을 바르고 보습과 팩을 해주면 좋습니다. 그리고 아무리 관리를 열심히 해도 자세가 바르지 않다면 소용이 없으니 주의해야 합니다. 책을 보거나 TV를 볼 때 비스듬히 눕거나 한쪽으로 턱을 괴는 자세도 좋지 않아요. 틈틈이 목 돌리기, 상하로 운동하기, 좌우로 길게 스트레칭해주기

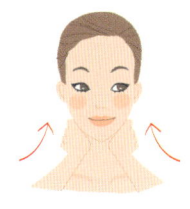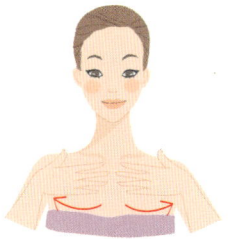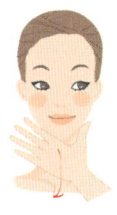

등을 꾸준히 반복하세요. 목을 돌릴 때는 시계 방향과 시계 반대방향
으로 한 번씩 돌려주고 턱을 위아래로 들었다 내렸다 하면서 목근육
을 풀어주면 주름을 예방하는 효과가 있답니다. 양손을 깍지 끼고 목
뒤에 댄 다음 목을 뒤로 힘껏 젖히거나 목을 좌우로 기울여보고 잘
기울어지지 않는 쪽으로 더 자주 반복하는 것도 좋고요. 앉아 있을
때는 한 손을 머리에 대고 손과 반대방향으로 머리를 부드럽게 눌러
주고, 클렌징할 때마다 입을 이~ 하면서 옆으로 힘껏 벌리면 얼굴선
부터 가슴에 걸친 근육이 위로 당겨져 목근육이 늘어지는 걸 막을 수
있어요.

Q 저희 엄마가 이중턱으로 고민하시다가 보톡스를 맞고 좋아지셨는
데, 목주름에도 보톡스 시술이 효과가 있나요? 아니면 다른 시술
이 있는지 알려주세요.

A 물론 목에도 보톡스가 가능해요. 목주름이 수직으로 잡혔다

면 보톡스를 이용해서 없앨 수 있고, 수평으로 파인 주름은 필러로 채워주는 시술이 있지요. '메조 보톡스'라고 해서 주름에만 사용되는 보톡스를 근육층이 아닌 피하층에 주사해 자연스럽게 탄력을 주는 방법도 있어요. 턱선을 따라 주사하고 목에 주사함으로써 탄력 증대 효과가 뛰어나 2~3일이면 주름이 잘 보이지 않을 정도로 효과적이에요. 지방이 뭉쳐 이중턱이 되었다면 부분 지방 흡입과 레이저 시술을 할 수 있고, 건조와 탄력 저하로 주름이 생긴 부위는 볼륨을 채워주는 필러나 콜라겐 주사, 지방 주입술을 시술하기도 합니다.

# 주름을 개선하기 위한 리프팅 시술

**뉴서마지** 기존의 서마지 시술의 부작용을 줄이고 음압을 이용한 리펌 시술을 함께 하는 더마스무스 레이저 치료는 자연스러운 주름 치료와 리프팅에 효과적이다. 피부 깊숙이 진피층에 고주파를 전달해 콜라겐과 엘라스틴을 재생시키며 통증이나 출혈, 멍, 홍반 등이 거의 없어 일상생활을 하는 데 전혀 지장이 없다. 목선과 턱라인까지 이어서 리프팅이 가능하므로 자연스러운 라인을 얻을 수 있다.

**폴라리스 레이저** FDA의 승인을 받은 안티에이징 시술법인 폴라리스(polaris)는 높은 에너지를 진피층에 전달해 효과적인 콜라겐 생성을 도와준다. 주름 치료와 탄력 증대에 효과적이다.

**스칼렛 레이저** 스탬프 시술과 서마지 시술을 합쳐놓은 시술과 같아서 매우 효과적이다. 절연된 미세침이 피부 표면을 뚫고 진피층에 도달한 후 바늘 끝에서 고주파 레이저가 나와 진피층에 탄력을 주고 콜라겐 생성을 도와준다. 이마, 눈가, 입가, 팔자에 생긴 미세 주름 라인의 섬유화 조직을 완화시켜 주름을 개선시켜준다. 또한 모공과 흉터 치료에도 효과적이다.

**울세라** 초음파를 이용하여 심부층에 탄력을 주는 레이저 시술방법으로 주름 개선과 탄력에 도움을 준다.

**PRP** 일명 '피주사'. 자신의 혈액에서 추출한 혈소판 농축 용액을 피부에 주입하는 방법으로 혈소판에 다량 함유된 성장인자가 상처를 치유하고 세포 재생을 촉진시키므로 목 피부의 탄력을 개선해줄 수 있다.

# 똑똑한 페이스 오일 믹싱법

**Q** 뷰티박사님, 지난번 뷰티박사님 책에 보니 페이스 오일을 화장품과 섞어서 사용하는 법을 설명한 부분이 있더라고요? 제가 오일을 써본 건 클렌징 오일로 메이크업 지울 때랑 네일 케어 받고 나서 손톱에 오일 바른 게 전부라서 페이스 오일은 어떻게 써야 할지 잘 모르겠어요. 언제 오일을 섞어 써야 하나요? 피부가 건조한 편인데 기초 관리에서 토너랑 섞어서 사용해도 될까요?

– 목동 바비라인

**A** 목동 바비라인 님, 토너는 클렌징의 마무리와 기초 케어 및 화장의 시작이기 때문에 이 시점에 오일을 사용하면 오히려 모공을 막기 쉬우니 생략하는 게 좋습니다. 그 외의 경우 페이스 오일은 용도가 무궁무진하지요. 오일을 믹싱할 때 원칙은 아주 소량을 쓴다는 거예요. 대략 한두 방울로 충분해

요. 지성 피부이거나 여드름 피부라면 T존이나 헤어라인, 턱선 등 뾰루지가 잘 나는 곳은 오일이 모공을 막을 수 있으므로 피해야 합니다. 화장품을 바르는 모든 단계에 오일을 섞어 쓴다면 여드름이나 트러블이 생길 우려가 있으니 건조해지기 시작하는 가을부터 보습을 생각해서 한 단계 정도에서만 사용하는 게 좋지요. 기초 단계에서 한두 번 정도 오일을 믹싱해서 사용한다면 효과를 볼 수 있습니다. 보통은 수분 에센스나 크림에 오일 한두 방울 정도 믹스해서 바르면 좋은데, 수분 에센스나 크림을 바르고 20초 정도 지나서 바르지도 않은 듯 날아가버리는 사람이라면 더욱 필요하지요. 또 수분 에센스나 크림에 페이스 오일을 섞어 마사지하면 유분기가 피부에 자극이 덜하도록 매끄럽게 해주고, 에센스나 크림의 수분 증발을 막아 즉각적으로 피부가 촉촉해지는 효과를 경험할 수 있습니다.

**Q** 에센스나 크림 말고 다른 단계에서 사용할 수도 있나요?

**A** 네, 오일이 가장 흔히 사용되는 건 바비라인 님처럼 클렌징할 때예요. 건조한 피부라면 메이크업을 지우는 용도 외에 세안의 마지막 단계에서 페이스 오일을 사용하면 보습 효과를 높일 수 있어요. 비누나 폼클렌저로 정성스럽게 세안한 후 마지막 행구는 물에 오일 한 방울을 떨어뜨려보세요. 이 오일이 천연 보습막의 효과를 증대시켜 수분 증발을 효과적으로 막아주는 역할을 한답니다. 이건, 세

안을 하면 얼굴이 심하게 땅기는 피부에 제가 적극 추천하는 방법이 니 꼭 기억해두세요. 하루 종일 긴장감을 느끼며 일했거나 피로가 쌓여서 특별히 피부를 진정시키고 싶을 때는 라벤더나 캐모마일 향의 페이스 오일을 사용해보세요. 아로마테라피의 효과를 누릴 수 있을 거예요. 유난히 얼굴이 건조하게 느껴질 때는 페이스 오일을 섞어서 수분팩을 하면 보습감이 높아지고, 각질이 하얗게 일어나거나 볼 부위가 심하게 땅길 때에도 페이스 오일을 살짝 덧발라주면 즉각적으로 가라앉는답니다. 또 나이트 크림에 페이스 오일을 섞어 발라도 여러 단계의 나이트 케어를 생략할 수 있어요. 오일을 얼굴에 바른다고 하면 다음날 아침 유분기가 심해 번들거릴 것 같지만 전혀 그렇지 않아요.

**Q** 그것 참 신기하네요! 오늘 당장 해봐야겠어요. 요즘 찬바람이 불면서 화장이 잘 안 먹고 들뜨는데 혹시 파운데이션에 오일을 섞어 써도 될까요? 하도 용도가 다양하니 그래도 되지 않을까 싶네요.

**A** 찬바람이 불 때 화장이 잘 안 먹는 건 피부가 건조해지기 때문이에요. 건조한 피부에는 파운데이션의 흡착감이 떨어지니 당연히 화장이 잘 안 먹는 거죠. 그래서 요즘같이 건조한 가을에는 화장품 회사에서 유분감이 더 많아진 파운데이션을 내놓기도 해요. 하지만 그렇다고 여름에 쓰던 파운데이션이 고스란히 남아 있는

데, 새로 파운데이션을 사자니 망설여지겠죠? 이럴 때, 여름에 쓰던 파운데이션에 페이스 오일 한 방울 정도만 믹스해서 바르면 효과가 있어요. 오일이 수분의 증발을 막고 유분감이 더해져 파우더를 발라도 화장이 들뜨지 않고 한결 피부가 촉촉하게 느껴지거든요. 하지만 여드름 피부라면 피해야 할 방법이라는 것도 알아두세요.

# 효과적인 페이스 오일 믹싱 하우투

**헤어 에센스 + 오일** 건조한 날씨에 머리카락 끝이 갈라져 부스스할 때 머리를 감고 마지막 헹구는 물에 페이스 오일을 두세 방울 떨어뜨려보자. 친구의 찰랑거리는 머릿결이 부럽지 않을 것이다. 보통 에센스 자체가 약간 유분감이 있는 경우가 많은데 에센스를 바르고도 얼마 지나지 않아 머리카락이 부스스해진다면 에센스에 오일 한 방울을 섞어 발라보자. 단, 스트레스가 많거나 두피에서 피지 분비가 많다면 모발 끝에만 사용하거나 피하는 것이 좋다.

**보디 로션 + 오일** 보디 로션에 오일을 섞으면 훌륭한 보디 크림이 된다. 보디 크림이 뻑뻑해 마사지하기가 부담스럽다면 보디 로션에 오일을 2:1로 섞으면 한결 마사지를 부드럽게 할 수 있다.

**네크 크림 + 오일** 목 피부가 건조하면 주름이 생기고 탄력이 줄어들며, 순환장애로 지방까지 생기면 이중턱이 되기 쉽다. 오일을 사용해 목 마사지와 운동을 꾸준히 하면 목주름은 물론 어깨결림도 예방할 수 있다. 이때는 네크 크림에 근육 긴장을 완화시켜주는 오일 제품을 1:1로 섞어 사용하면 좋다.

**바스트 크림 + 오일** 여자의 아름다움은 가슴선에 있다고 해도 과언이 아니다. 나이가 들면 가슴이 처지기 마련인데 이미 처진 후에 예쁘게 개선하려 한다면 그 노력과 시간이 더 많이 들게 된다. 아름다울 때 미리 탄력을 잃지 않고 예쁜 가슴을 유지하도록 오일을 크림과 함께 사용하면 탄력도 생기고 처지는 것도 방지할 수 있다. 바스트 크림 또는 보디 크림과 오일을 1:1로 섞어서 마사지해준다.

# 세안으로 꿀피부 만든다

Q  뷰티박사님, 피부 관리를 하다 보면 클렌징이 메이크업보다 백 배
쯤 어렵다는 생각이 들어요. 게다가 요즘에는 별별 클렌저가 많잖
아요. 폼클렌저는 기본이고, 클렌징 크림, 클렌징 로션, 클렌징 오일, 클렌
징 워시… 이것뿐인가요? 무슨 산소마스크 클렌저니 블랙헤드 클렌저니
하도 세분화되어 있어서 선택하기가 너무 힘들어요.

— 회기동 핑크파우더

A  회기동 핑크파우더 님, 말씀대로 클렌저 종류가 여러 가지이
다 보니 헷갈릴 수 있어요. 나이나 피부 타입별로 맞는 클렌
저가 다르고 또 계절에 따라서도 선호되는 클렌저가 달라지니 말예
요. 요즘은 클렌저에 각질 제거처럼 다른 기능을 추가하기도 해서 더
복잡하게 생각되실 거예요. 알기 쉽게 클렌저별 특징과 맞는 피부,
적합한 계절을 말씀드릴게요. 우선 로션 타입이 있어요. 촉촉하고 끈
적임이 없기 때문에 사계절 모든 피부에 사용할 수 있어 가장 무난한
클렌저라고 볼 수 있죠. 더러움을 제거하면서도 피지와 수분은 과도

하게 빼앗지 않아서 중성이나 건성 피부에 더 적당하고요, 부드러운 사용감 때문에 피부 자극이 덜해 민감한 피부에도 좋습니다. 로션을 닦아내고 나서 워터 타입의 클렌저를 한 번 더 사용하면 촉감이 산뜻해지고 물 세안이 좀 더 간편해진답니다. 아, 클렌징을 할 때 피부 결대로 메이크업을 닦아내는 것도 잊지 마시고요.

젤 타입은 시원하고 끈적임 없는 사용감으로 여름철이나 피지 분비가 많은 지성 피부가 주로 사용하는 클렌저입니다. 대부분 물로 씻어

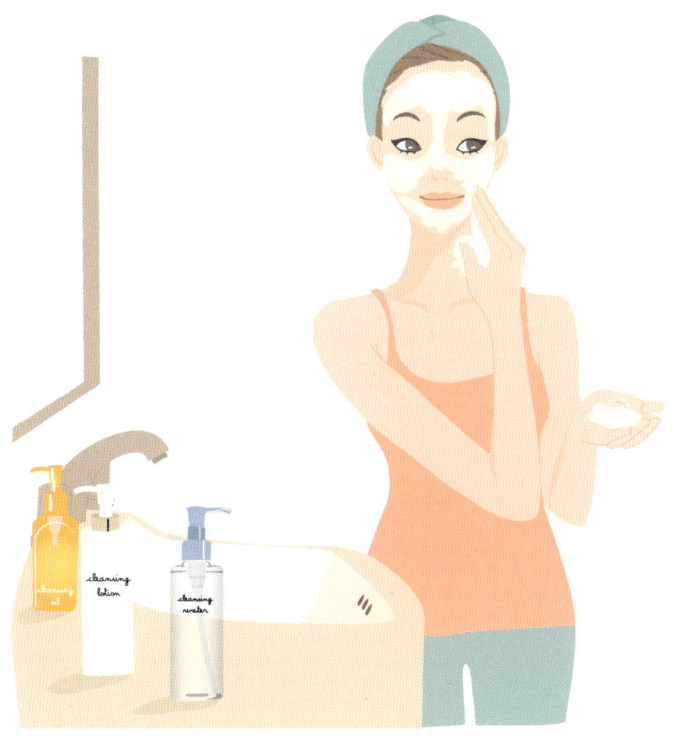

낼 수 있는 워시오프 타입이라 자극이 적어서 민감한 피부에 사용하기도 좋지요. 지성 피부라면 티슈로 닦아내야 하는 다른 클렌저보다 물로 닦아낼 수 있는 젤 타입을 사용하면 피부에 자극을 주지 않아 효과적이고요. 다만 사용감이 가볍기 때문에 자칫 피부 구석구석 꼼꼼하게 펴 바르지 못할 수도 있어요. 그러니 완벽한 클렌징이 되도록 하려면 얼굴 전체에 꼼꼼하게 발라주고 콧방울이나 턱처럼 손이 잘 가지 않는 부위는 의식적으로 한 번 더 닦아주는 게 좋겠지요. 클렌징 성분이 남아 있지 않도록 20회 이상 물 세안을 꼼꼼히 해줘야 하고 메이크업을 했다면 폼클렌저로 이중 세안해야 합니다. 워터 타입도 사용감이 산뜻해서 여름이나 지성 피부에 사용하면 좋고 특히 피지가 많이 분비되는 T존 부위에 사용하면 피지 조절 효과도 있어요. 반면 가을과 겨울은 건조해지기 쉬운 계절이라 유분과 수분이 풍부한 크림을 사용하는 게 좋지요. 피부가 늘 건조한 편인 건성 피부에도 잘 맞고요. 클렌징 크림은 짙은 메이크업을 지우는 데 효과적이고 손가락으로 문질러 더러움을 제거하므로 마사지 효과까지 얻을 수 있는 장점도 있어요. 하지만 유분이 강해서 피부에 남아 있다면 트러블의 원인이 되니 폼클렌저나 비누로 이중 세안하는 걸 잊지 말고 여드름 피부라면 피하는 게 좋습니다.

Q 메이크업을 지울 때 면적이 넓은 부분은 손으로 문질러 지우면 되지만 포인트 메이크업은 보통 까다로운 게 아니에요. 마스카라

같은 건 전용 리무버를 따로 써야 하니 솔직히 성가시기도 하고 세안을 하고 나서도 남아 있는 경우도 있고 말이죠.

A  클렌징할 때 오일을 사용한다면 색조 메이크업을 지우는 데 효과적이라 포인트 메이크업용 클렌저를 따로 사용할 필요가 없어 편리하죠. 건성 피부라면 보습 효과도 얻을 수 있고요. 눈이나 입술은 피지선이 없고 예민하고 얇은 피부로 되어 있어 다른 부위의 메이크업 잔유물이나 더러움과 섞이면 트러블과 노화의 원인이 될 수 있으니 오일을 사용하더라도 따로 지워주는 게 좋아요. 다른 클렌저를 사용한다면 자극이 적은 전용 리무버를 사용해야 하고요. 말씀하신 마스카라는 특히 지우기가 참 힘들지요. 마스카라를 지울 때는 면봉을 활용하여 눈 밑에 젖은 화장솜을 대고, 다른 한 손으로 리무버를 묻힌 면봉으로 위에서 아래로 쓸어내려주면 더러움을 쉽게 제거할 수 있어요. 클렌저가 눈에 들어가면 자극을 줄 수 있는데 이런 자극은 바로 주름과 연결되니 주의해야 합니다.

Q  연예인들을 보면 저마다 강조하는 세안법이 따로 있잖아요. 세안할 때 특히 신경 써야 하는 건 뭔가요?

A  고현정 씨의 솜털 세안법이니 신민아 씨의 거즈 세안법이니 하는 연예인들의 세안법이 알려지면서 너도 나도 따라하기

열풍이 불었죠? 저도 방송을 본 적이 있어요. 하지만 이런 방법들도 알고 보면 올바른 세안법의 범주에서 크게 벗어나지 않는답니다. 그러니 어떤 연예인은 어떻게 세안한다더라 하는 방법에 너무 솔깃해하지 말고 올바른 세안법을 제대로 알아두는 게 더 좋겠지요.

그럼 올바른 세안법의 포인트를 알아볼까요? 우선 세안할 때 가장 중요한 원칙은 미지근한 물로 시작해서 찬물로 마무리해야 한다는 겁니다. 이것만 잘 지켜도 피부가 한결 좋아지죠. 또 세안할 때 손이 움직이는 동작에 따라 피부가 자극되는 정도가 달라서 주름이 생길 수도 있으니 얼굴 중앙에서 바깥쪽으로, 아래에서 위로 마사지하듯 클렌징한다는 것만은 반드시 기억해두어야 합니다. 목은 아래에서 위로, 입가는 나선형을 그리며 왕복하고, 뺨은 코 옆에서부터 바깥쪽으로, 그리고 눈 아래는 특별히 부드럽게 세안해주어야 해요. 솜털 세안법이라는 건, 솜털이 난 방향, 즉 얼굴의 결을 따라서 세안해야 한다는 게 포인트고, 거즈 세안법이라는 것도 결국에는 세안 시 핸들링을 최소화하고, 클렌저를 거즈로 살살 닦아내 부드럽게 세안해야 한다는 걸 강조한 것이죠.

이 원칙을 지키면서 클렌징할 때부터 탄력을 주고 노폐물 대사가 잘 되도록 신경 쓴다면 금상첨화겠지요. 클렌징과 마사지를 동시에 하는 이미연 씨의 클렌징 1분 마사지라는 거 들어보셨죠? 클렌징을 하면서 혈액순환을 촉진하는 포인트 마사지를 해주면 피부가 빨리 생기를 되찾고 칙칙함도 줄어들 수 있어요. 시간을 들이지 말고 눈가와 미간, 코 주변과 입가 등에만 살짝 압력을 주는 게 포인트죠. 일교차가 큰 봄가을 아침에는 쌀쌀한 기온 때문에 몸의 신진대사가 둔화되어 있으니, 이럴 때 더 효과적이에요.

저녁 클렌징을 할 때도 마사지를 함께 해준다면 순환을 개선하고 노폐물 배설을 촉진해서 아침에 부기를 줄일 수 있어요. 클렌징을 할 때 마사지 효과까지 기대하더라도 오래 문지르면 피부에서 떨어져 나온 더러운 때가 다시 피부 안으로 흡수되어 모공을 막을 우려가 있으니 시간에 유의해야 해요. 또 색조화장이나 파운데이션을 지우기 위해 크림으로 오래 문지르는 경우도 컬러 효소를 피부에 흡수시켜 색소 침착과 피부 트러블의 원인이 될 수 있어요.

# 피부 타입별 추천 클렌징 및 세안법

**중성 피부** 별다른 트러블이 없는 피부이므로 가벼운 타입의 클렌징 워터나 젤, 로션, 오일을 모두 사용할 수 있다. 반드시 손을 씻고 클렌징해야 피부에 자극을 덜 주어 효과를 제대로 볼 수 있다는 걸 명심하자. 클렌징 제품을 거품을 내어 부드럽게 마사지하듯 바른 다음 가볍게 세안한다.

**지성 피부** 피지 분비량이 많아 더러운 오염물질이나 먼지가 피부에 잘 붙기 쉬워 클렌징이 무엇보다 중요하다. 유분이 많은 크림 타입보다 산뜻한 클렌징 워터나 젤을 사용하고 폼클렌저로 이중 세안하여 청결에 신경 쓴다. 또한 일주일에 한두 번은 스팀 타월을 이용해 딥클렌징하는 것도 잊지 말자. 세안 후 충분히 헹구고 찬물로 가볍게 패팅을 해주면 모공이 일시적으로 수축하여 피지 분비가 적어지므로 효과적이다.

**건성 피부** 메이크업을 했다면 유분과 수분 함량이 모두 높은 크림이나 로션, 오일로 메이크업을 지우고 가볍게 세안한다. 이중 세안을 할 때도 피부를 보호해주는 피지막이 손상되지 않도록 폼클렌저나 약산성의 저자극성 세안제를 사용하되, 손바닥에 충분히 거품을 내어 30~40초 정도 마사지하듯 부드럽게 문지른다. 세안을 마치면 수분이 증발하기 전에 바로 피부 손질에 들어가야 한다.

**복합성 피부** 지성과 건성이 복합된 피부이므로 유수분 밸런스를 맞추는 데 신경 쓰고 부위별로 클렌징해주어야 한다. T존 부위는 지성 타입으로 세안 및 딥클렌징을 해주고 나머지 부분은 건성 타입으로 세안한다. 눈 주위는 민감성 클렌저로 자극을 줄이는 데 신경 써야 한다.

# 화장을 지울 때 뽀드득 닦아내는 게
# 최선은 아니에요!

40대의 남자 아나운서 O씨는 피부 잔주름과 탄력 저하가 고민이었다. 체중을 감량한 것도 이유가 되겠지만 최근 들어 모세혈관이 눈에 띄게 드러나면서 피부가 거칠어지고 주름이 많이 늘었다는 지적을 받게 되었다. 그런데 그의 생활습관에 대해 이것저것 얘기를 나누다가 깜짝 놀랄 만한 사실을 발견하게 되었다. 방송을 하다 보면 화장을 하기 마련인데, 보통의 화장보다 두터운 경우가 많다. 방송이 끝나고 어떻게 클렌징하는지 물었더니 물휴지를 가지고 다니면서 구석구석 힘껏 닦아낸 후 다시 물비누로 뽀드득 씻기 때문에 화장때는 남지 않는다고 자신 있게 답했다. 어휴, 저런! 그것이야말로 피부 노화와 모세혈관을 가중시키는 원인인데, 그는 인식조차 못하고 있었던 것이다. 피부에 과도하게 압력을 주고 자극을 주면 자연히 피부는 민감해지고 얇아지며 탄력을 잃고 홍조가 생기게 된다. 특히 뽀드득 소리가 나도록 과도한 세안을 한 후 밖으로 나올 때는 자외선 차단제도 바르지 않고 스킨만 바르고 나온다고 하니, 자극받은 피부가 그대로 자외선에 노출되면서 주름과 색소가 생겼던 것이다. 메이크업을 지울 때 제대로 클렌징하는 방법을 일러주고 반드시 지킬 것을 당부했다. 그 후 방송에서 보이는 그의 얼굴은 한결 환해졌다.

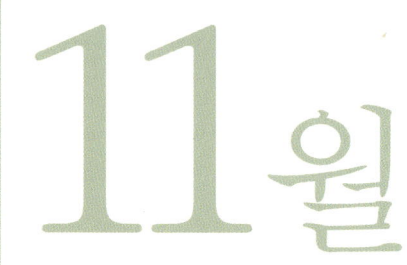

# 11월

"보습을
철저히 하여
겨울을 대비하자!"

case 27

# 환절기엔 피부도 시차 적응을 위한 준비가 필요하다!

Q 뷰티박사님, 피부가 요즘 정말 이상해졌어요. 제가 원래 피지가 많은 지성 피부인데 환절기가 되니까 피부가 푸석푸석하고 막 땅기고 각질도 생기는 거 있죠? 환절기엔 지성 피부도 그럴 수 있다는데 대체 뭐가 문제인가요?

-염리동 광채피부

A 염리동 광채피부 님, 환절기는 건조한 시기라 지성 피부라도 수분이 부족해지기 쉬워요. 수분이 부족하면 광채피부 님처럼 피부가 푸석해지고 탄력이 급격히 떨어질 뿐 아니라 각질이 쌓여서 민감해진 눈가나 입가에 잔주름이 생기지요. 또 가을에는 일교차가 심하기 때문에 혈액순환과 신진대사의 밸런스가 흐트러지면서 피부 트러블이 생기기 쉽습니다. 그래서 환절기는 피부 고민의 모든 문제를 한데 모은 종합세트라고 해도 과언이 아니에요. 계절을 갈아타는 피부를 위해 여름 동안 지친 피부를 달래고 겨울의 추위에 대비하는 시차 적응 스킨 케어가 필요한 시점이지요.

**Q** 시차 적응 스킨 케어라니, 구체적으로 어떤 걸 말씀하시는 건지요?

**A** 추운 겨울을 대비해 피부를 준비시켜야 한다는 뜻인데, 가장 중요한 건 보습이에요. 가을에는 심한 일교차로 혈액순환과 신진대사가 원활하게 이루어지지 않는다고 말씀드렸죠? 그러다 보니 피부 건조를 막아주는 피지선도 덩달아 제 기능을 다하지 못하게 되고, 각질이 피부 표면에 쌓여 수분 흡수를 방해하게 돼요. 그 결과 피부의 턴오버 속도가 늦어지고 자연히 피부는 건조해지는 거죠. 그러니 이 시기에는 피부에 수분을 유지하는 것이 그 어느 때보다 중요하다고 할 수 있어요. 차가운 공기에 노출되는 계절이 와도 안정적인 피부를 유지할 수 있도록 고보습 라인을 선택하되 마스크팩이나 아이마스크 등 스페셜 케어 아이템을 함께 쓰는 것도 좋습니다.

**Q** 보습이라면 지금도 수분 크림을 듬뿍 바르고 자는걸요. 그런데도 이런 증상이 나타나니 미칠 노릇이죠. 기름기 없이 촉촉한 피부는 저에게 꿈일 뿐일까요?

**A** 광채피부 님, 보습 케어를 밤에 수분 크림을 듬뿍 바르고 자는 정도로만 이해하시면 곤란해요. 우리의 하루 일과는 시시각각 피부의 수분을 말리는 과정이나 마찬가지랍니다. 그러니 아침에도 충분히 보습을 하지 않으면 낮 시간 동안 피부가 탄력과 윤기를

잃게 되고, 건조가 심하면 잔주름도 생기게 되지요. 피부가 건조한 사람일수록 아침 시간을 투자해 수분 제품을 충분히 흡수시키는 것이 중요하답니다.

그리고 보습은 세안하고 나서 기초 화장품을 바르는 단계에서 시작되는 것으로 생각하기 쉬운데, 절대 그렇지 않아요. 보습은 세안 단계에서부디 시작된다는 걸 꼭 명심하세요. 세안을 할 때 여러 번 패팅하여 얼굴에 최대한 수분을 많이 흡수시켜주고, 토너와 수분 에센스, 수분 크림을 충분히 발라주되 단계마다 적정량을 사용해야 합니다. 많이 바른다고 피부에 다 흡수되는 것도 아니고, 과도한 사용은 피부의 정상적인 기능마저 떨어뜨릴 수 있으니까요. 또 밤에는 낮 동안 쌓인 노폐물을 말끔히 없애고 피부 보습과 재생을 돕는 고기능성 제품을 활용해 관리해주는 것이 좋아요.

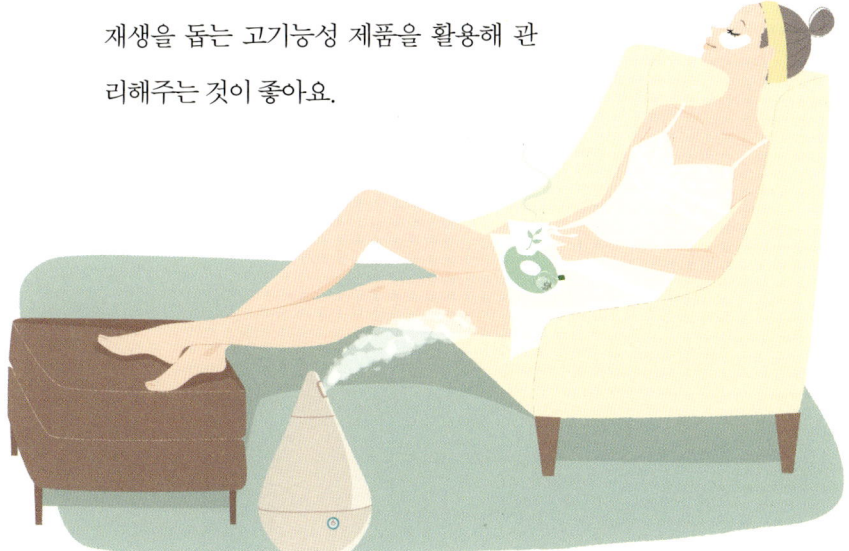

잠자기 전 수분 함유량이 높은 고보습 크림이나 보습 마스크 시트로 피부 수분 흡수율을 높여주면 더욱 효과를 볼 수 있습니다.

**Q** 낮에는 메이크업을 한 상태라 보습을 위해 할 수 있는 게 별로 없는 것 같아요. 한동안 미스트를 가지고 다니면서 뿌렸는데, 어느 잡지에서 보니 미스트가 꼭 좋은 건 아니라고 하더라고요?

**A** 미스트를 자주 뿌려준다면 보습에 도움이 될 수 있어요. 하지만 자칫 부분적 수분 증발이 일어나 미스트를 뿌린 다음 오히려 건조가 심해지는 경우도 있답니다. 피부에 직접 미스트를 뿌리기보다는 주변이 촉촉해지도록 가습기를 계속 틀어두고 물이나 오미자차, 녹차 등을 수시로 마시는 것도 좋은 방법입니다. 이렇게만 해도 낮 동안 보습지수가 크게 올라가거든요. 또 낮에는 화장을 고치느라 파우더를 덧바르는 경우가 많은데 이럴 경우 얼굴은 더 건조해지고 잔주름이 눈에 띄게 늘어날 수 있어요. 그것보다는 먼저 티슈로 얼굴을 한 번 두드려준 다음, 고체 타입의 컨실러에 오일을 반 방울 정도만 떨어뜨려 부드럽게 섞은 뒤 볼 부위나 눈 아래에 덧발라주면 뽀송뽀송하고 촉촉한 상태로 화장을 고칠 수 있으니 기억해두세요.

**beauty tip!**

## 클렌징부터 메이크업까지, 단계별 보습 가이드

**클렌징** 약산성의 부드러운 밀크 타입 클렌저로 1차 노폐물을 제거한 후 폼클렌저로 2차 세안을 한다. 주 1~2회 정도는 딥클렌징으로 모공 속 노

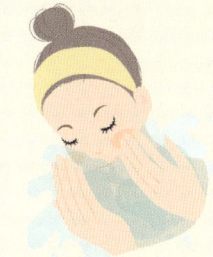

폐물을 제거하는 것이 좋다. 단, 잦은 세안이나 알칼리성 클렌저, 뜨거운 물로 세안하는 것은 얼굴의 수분은 물론 수분 증발을 방지하는 천연 피지막까지 제거해 피부를 더욱 건조하고 민감하게 만들 수 있으므로 주의해야 한다.

**스킨 케어** 토너는 각질 제거 기능이 있는 제품을 선택해도 좋다. 건성이나 민감성 피부는 알코올 함량이 낮은 저자극성 토너를, 지성 피부는 번들거림을 잡아주는 토너를 사용하는 것이 좋다. 외출에서 돌아온 다음에는 보다 특별한 보습 케어가 필요한데, 유난히 건조감이 느껴지는 부위가 있다면 보습 크림과 페이스 오일을 1:1로 섞어 발라준다.

**메이크업** 파운데이션이나 팩트 등을 고를 때는 가급적 리퀴드 타입을 선택하는 것이 좋다. 피부가 유난히 건조한 경우에는 파우더를 생략하는 것도 한 방법이다. 립 제품 역시 보습 성분을 충분히 함유한 제품을 선택하고, 수분 미스트를 수시로 뿌려주거나 스프레이 타입의 자외선 차단제를 사용하는 것도 권할 만하다.

# 다크서클이 턱까지 내려왔어요!

**Q** 뷰티박사님, 새로 일을 시작하면서 며칠 잠을 설쳤더니 눈 밑에 다크서클이 생겼어요. 처음엔 숙면을 취하면 곧 없어질 줄 알았는데, 이제는 비비크림 정도로는 잘 가려지지도 않아요. 흐린 날 불빛 아래에서 제 얼굴을 보면 다크서클이 턱까지 내려왔다는 말이 무슨 말인지 완전 실감 난다니까요. 대체 다크서클은 왜 생기는 거죠?

– 발산동 쿵푸팬더

**A** 발산동 쿵푸팬더 님, 얼굴 피부는 예민해서 아무 트러블이 없는 것처럼 보이다가도 근심이 생기거나 잠을 못 자 피곤하면 다크서클이 쑥 내려오기 마련이에요. 이렇게 생긴 다크서클은 남녀 불문하고 피곤하고 칙칙한 인상을 주기 때문에 사회생활을 하는 데에도 지장을 줄 수 있어요. 눈가 피부는 다른 부위보다 얇고 피하지방이 적어 외부 자극에 취약할 뿐 아니라, 순환장애가 잘 오는 곳이라 노폐물이 쌓이기 쉽죠. 순환장애가 오면 잘 붓고, 혈관이 비쳐 보이는가 하면 잔주름이나 색소도 잘 생기게 되어 다크서클이 생기는

것이죠. 다크서클은 추운 계절에 더욱 두드러져 보이는데, 가장 큰 원인은 혈액 저류입니다. 추운 날씨로 인해 수축된 혈관이 혈액과 림 프계 순환을 방해하기 때문에 혈액과 노폐물이 축적되고, 이로 인해 눈 밑 정맥이 확장되어 볼록해지고 그곳에 고인 혈액과 노폐물이 비 쳐 다크서클이 나타나는 원인이 되지요. 건조한 계절에는 날씨가 잔 주름을 유발시켜 눈 밑을 더욱 그늘지게 만들고 색소 침착도 다크서 클로 이어져요. 환절기인 이맘때 피부는 유분기가 적어지기 때문에 만약 화장품 잔여물이 세안 후에도 남아 있다면 잔주름과 색소 침착 의 원인이 될 수 있어요.

Q 친구들이 다크서클에는 아이 크림을 바르라고 하더군요. 아이 크림은 눈가 주 름 예방용으로만 바르는 줄 알 았는데 요즘에는 아이 크림도 보습, 주름, 탄력, 다크서클 등 기능별로 나오더라고요. 매일 눈가에 바르는 아이 크림 외에 다크서클용 크림을 하나 더 장 만하는 게 좋을까요?

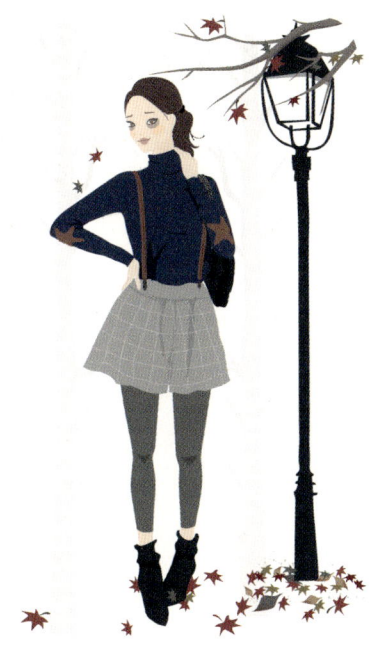

A 안 그래도 우리나라 여성들이 기초 화장품을 많이 쓰는 편인데 아이 크림까지 두세 종류로 나눠서 사용하는 건 너무 과하다는 생각이 드는군요. 아예 아이 크림을 선택할 때부터 자신이 취약한 부분에 맞는 제품을 고르는 게 어떨까요? 자기에게 생긴 다크서클이 순환이 저하되어 혈관 울혈로 생긴 경우라면 아이 크림 중에서도 혈액순환과 림프순환을 증진시켜주는 성분이 들어 있는 것으로, 또 건조가 원인이 되어 잔주름이 퍼진 경우라면 유분이 들어간 것으로, 색소 침착으로 인한 경우라면 화이트닝 성분이 들어간 아이 크림을 선택하는 식으로 말이죠.

Q 사실 아이 크림은 들어 있는 양에 비해 가격이 만만치 않아서 여러 개 사는 것도 부담이긴 해요. 제품의 도움을 받는 것 말고 다크서클을 없앨 수 있는 방법은 없을까요? 숙면을 취하는 게 좋다는 건 이미 알고 있으니까 바로 실천할 수 있는 다른 방법을 좀 알려주세요.

A 일단 다크서클이 생겼다면 눈화장을 가능한 한 자제하는 게 좋아요. 눈화장을 했다면 지울 때도 눈 전용 리무버로 눈을 세게 문지르지 말고 살살 지운 뒤 화장품 잔여물이 남지 않도록 티슈나 면봉으로 꼼꼼하게 닦아내세요. 세안을 한 뒤에도 수건으로 박박 문지르지 말고 눈가를 톡톡 가볍게 두드리며 닦아내는 것이 좋지요. 가뜩이나 춥고 건조해지는 계절에 눈가를 건조한 상태로 방치하는

건 금물이에요. 눈가에 아이 크림이나 수분 크림, 에센스 등 화장품을 잘 펴 발라서 수분을 충분히 공급해주는 걸 잊지 말고요.

Q 팩을 한다든지 마사지를 한다든지, 아니면 순환에 좋은 운동을 한다든지, 뭐 그런 방법은 없나요?

A 하하, 다크서클을 완화시킬 수 있는 운동요법이 따로 있진 않아요. 다만 규칙적인 운동을 하면 신진대사가 활발해져 노폐물도 잘 배출되니 다크서클을 완화하는 데도 도움을 줄 수 있지요. 직접적으로 개선 효과를 볼 수 있는 방법들을 꼽아보자면 우선 눈 밑의 지압점을 손가락으로 살짝 눌러주면 순환을 개선시키는 데 도움이 됩니다. 눈에 따뜻한 수건과 차가운 수건을 번갈아 가며 찜질을 해주는 것도 효과를 볼 수 있고요. 또 이미 우려내어 마신 녹차 티백을 눈 밑에 올려놓거나 에센스를 적신 화장솜으로 팩을 하는 것도 좋은 방법입니다. 혈행을 방해하는 건 뭐든 좋지 않으니 맵고 짠 자극적인 음식이나 인스턴트 음식을 피하고 항산화제가 풍부한 채소와 과일을 충분히 섭취하는 것도 도움이 될 수 있어요.

Q 다크서클에 맞는 시술도 있나요?

A 물론입니다. 다크서클도 원인이 여러 가지이기 때문에 원인

에 따라 치료방법이 달라요. 혈관 확장에 의한 다크서클이라면 혈관 레이저를, 색소 침착에 의한 것이라면 IPL 레이저나 레이저 토닝을 받으면 효과적입니다. 눈주름으로 인해 눈가가 어두워 보일 때는 고주파열을 이용한 서마지 리프트로 눈 밑에 생긴 잔주름을 없앨 수 있어요. 전반적인 눈가의 탄력을 높여주고 색을 밝게 해주는 방법으로는 PRP 시술을 들 수 있답니다. 눈 밑이 꺼진 경우는 눈 밑에만 필러를, 지방이 쌓였다면 지방제거술이 도움이 되지요. 하지만 시술을 받아 다크서클이 없어졌다 하더라도 잠을 제대로 자지 못하고 스트레스를 받는 생활이 반복되면 시술도 소용이 없어요. 무엇보다 스트레스에 잘 대처하고 긍정적인 생각을 할 필요가 있고, 또 무리하지 않고 숙면을 취해 순환에 도움이 되도록 하는 게 최선입니다.

# beauty tip!

# 다크서클을 예방하는 식품

**연어** 풍부한 비타민 A와 핵산이 눈의 피로를 덜어주고 스트레스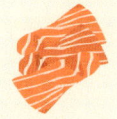
로 인한 피부 색소 침착을 개선해 다크서클을 완화시켜준다.

**꼬막** 고단백 저칼로리의 알칼리성 식품이다. 영양이 풍부하고 소화 흡수도 잘 되어
회복식으로도 좋다. 헤모글로빈, 비타민 B, 철분 등이 풍부해 다크서클을 개선하는 효
과 외에도 빈혈, 현기증에도 좋다.

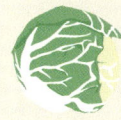 **브로콜리** 비타민 A가 풍부해 혈액을 맑게 해준다.

**녹차** 녹차에는 강력한 항산화 성분인 카데킨이 있어 노화와 주름을 막아준
다. 또한 혈액순환을 원활하게 하고 노폐물 배설을 용이하게 하므로 꾸준히 섭취하면
다크서클을 예방하는 효과를 볼 수 있다.

**당근** 비타민 A를 비롯한 다양한 비타민이 균형을 이루고 있어 피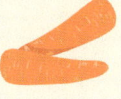
부에 활력을 준다. 풍부한 철분이 혈행을 원활하게 만들어 피로를 풀
어주고 노폐물을 밖으로 배출해준다.

**양배추** 비타민 K와 비타민 C가 풍부하게 함유되어 있어 모세혈관
을 탄력 있게 해주고 세포의 산화를 예방해 다크서클을 완화시킨다.

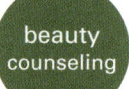

beauty
counseling

# 스트레스는 피부에도 나타나요!

결혼하기 전 피부 관리를 받던 예비신부 S 씨는 어드름 흉터와 색소 침착, 새로 난 어드름도 몇 개 있었지만, 항상 밝게 웃으며 인사하고 올 때마다 피부가 좋아졌다며 연신 즐거운 표정이었다. 실제로 피부가 좋아져서라기보다는 그녀의 밝은 미소가 피부를 더욱 빛나게 하고 있었다. 그런데 어느 날 갑자기 얼굴이 칙칙하고 피부가 부쩍 거칠어져 무슨 일이라도 있는지 묻게 되었다. 한참 망설이던 그녀는 시댁의 집안 어른이 편찮아서 한 달 앞둔 결혼 날짜를 일방적으로 연기한다는 통보를 받아 스트레스를 받고 있다고 고백했다.

얼굴색은 이처럼 아무리 좋은 시술을 받고 고가의 제품을 바르더라도 극심한 스트레스를 받으면 혈액과 림프의 순환이 원활하지 않게 되고 색소가 많아져 순식간에 나빠지게 마련이다. 예로부터 '사색이 되었다', '병색이 짙다', '안색이 좋지 않다'라고 몸의 상태를 얼굴색으로 표현해온 걸 보면, 우리 선조들도 스트레스와 피부의 관계를 잘 알고 있었던 게 아닐까?

# 각질은 건성과 지성을 가리지 않는다?

**Q** 뷰티박사님, 전 건성 피부라 각질이 특히 고민인데, 얼마 전에 만난 친구는 지성 피부인데도 각질 때문에 고민을 하더라구요. 지성 피부라 여드름도 있어서 유분감 있는 로션을 사용하지 않는데, 각질이 일어난다고 유분감 있는 건성용으로 바꿀 수도 없다는 거죠. 지성 피부인데도 왜 각질이 생기는 걸까요?

– 상도동 매직스틱

**A** 상도동 매직스틱 님, 흔히 지성 피부는 기름기가 많으니까 각질이 안 생길 거라고 생각하기 쉬운데 그렇지 않습니다. 각질이 잘 생기는 특정한 피부 타입이 있거나 각질을 만들어내는 특별한 원인이 있는 게 아니기 때문이죠. 특히 날씨가 추워지고 습도도 내려가는 겨울철에는 그 어느 계절보다 피부에 각질이 많이 생깁니다. 죽은 세포로 이루어진 각질층이 세균과 먼지 같은 오염물질의 침투는 막고 몸에 필요한 산소는 내부로 공급하는데, 나이가 들면서 죽은 각질이 제대로 떨어져 나가지 못하면 각질층이 두터워지고 피부가 거

칠어지는 거죠. 건성 피부는 수분을 잡아줄 지질이 부족해서 각질이 생기는 경우가 많은데 보습을 해주면서 유분을 보충하는 데 신경을 쓰면 들뜬 각질층을 진정시킬 수 있어요. 반면 지성 피부는 대개 수분이 부족하거나 건조한 환경에 노출되었을 때 각질이 생기기도 하지만 몸의 대사가 둔해지면서 묵은 각질이 떨어져 나가지 않는 경우가 많으니 보습과 함께 각질 제거에 신경 써야 합니다.

Q 피부 타입에 따라 각질이 생기는 원인도 다르군요. 그럼, 각질을 효과적으로 제거할 수 있는 방법도 피부 타입별로 다르겠네요? 제가 건성 피부니까 건성 피부부터 알려주세요.

A 피부가 건성이고 각질이 심하게 일어날 때는 비누 세안을 자제하는 것이 좋습니다. 비누 세안을 하게 되면 가뜩이나 유분이 없어 건조한 피부가 더욱 건조해지기 때문이죠. 클렌저도 보습 성분이 들어 있는 제품을 선택하고 보습 제품을 바를 때도 유분이 포함된 것이 좋습니다. 그런데 주의해야 할 것은 각질이라고 해서 모두 제거해야 할 악의 덩어리는 아니라는 것이에요. 적당한 각질층은 피부의 보습을 유지하는 데 도움이 된답니다. 이마저도 때로 잘못 알고 과도하게 벗겨내거나 잦은 샤워로 각질층을 손상시키게 되면, 피부의 수분 함유율이 떨어지고 건조해지면서 건성 습진으로 발전할 수 있으니 주의가 필요해요. 허옇게 각질이 일어난다고 제거에만 몰두

하지 말고 보습과 영양 공급을 해주어 진정을 시키는 것이 좋습니다. 그리고 가능하면 각질 제거 횟수는 줄이는 게 좋고요. 또 각질을 제거하기 전에는 자극을 줄일 수 있도록 체온보다 약간 높은 스팀타월로 각질을 충분히 녹여준 후 크림 타입의 각질 제거제로 부드럽게 각질을 제거해야 해요. 각질을 제거하기 전후의 실내 온도가 큰 차이가 나지 않는 것이 좋고, 실내 습도가 높아야 하는 것도 기억할 포인트입니다. 각질 제거 후에는 유분이 포함된 제품으로 보습을 충분히 해주고 숙면에 드는 게 좋습니다.

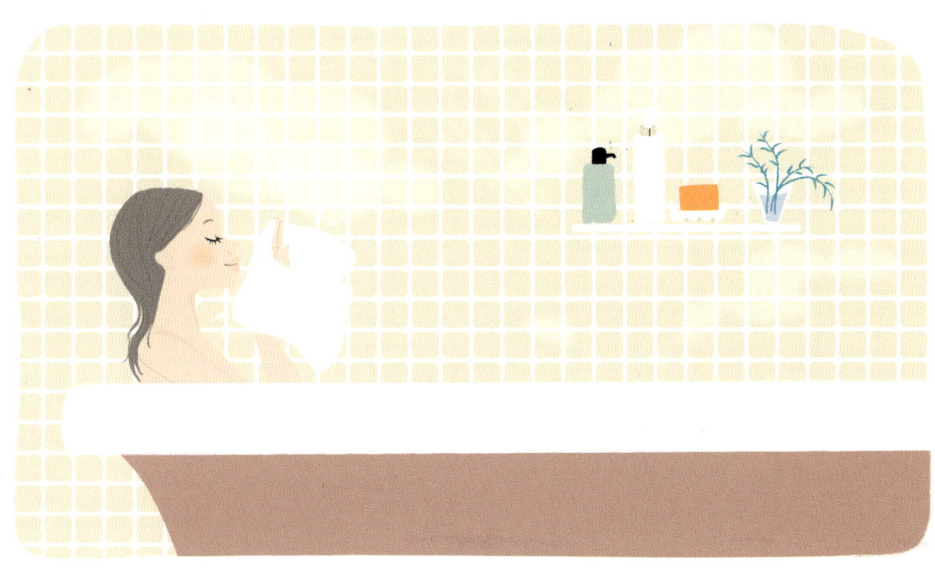

Q 아, 생각보다 주의해야 할 포인트가 많군요. 그냥 각질 제거제만 사용하는 게 아니었네요. 그럼 지성 피부는요? 건성 피부와 달리 각질 제거에 중점을 두라고 하셨는데 왜 그런가요? 또 지성 피부는 어떻게 각질 제거를 하면 좋은가요?

A 지성 피부도 건조하기는 마찬가지인데, 피지가 모공을 막아 대사가 둔해지면 묵은 각질이 제대로 빠져나가지 못하기 때문에 각질 제거에 더 신경을 써야 하는 거죠. 지성 피부는 철저한 세안과 함께 일주일에 1~2회 정도 입자가 고운 스크럽으로 노폐물을 제거한 후 수분팩으로 마무리하면 효과를 볼 수 있어요. 각질 제거 전에는 묵은 때가 잘 나오도록 스팀타월을 이용하고 각질을 제거한 다음에는 유분감이 적은 토너로 정돈하고 수분 제품을 발라주세요. 날씨나 환경이 건조한데 피지 분비가 늘어나면 피부는 건조하면서도 기름이 돌고 각질이 두껍게 쌓이기 쉬워요. 제품을 선택할 때도 유분이 많은 크림 타입의 클렌징 제품은 피하고 클렌징 워터, 로션 등 오일프리 타입을 선택하는 것이 좋습니다. 피지 분비선이 있는 이마, 코, 턱 등 T존 부위로 클렌징하되 비누는 피부의 유수분을 빼앗아갈 수 있으므로 지성 피부 역시 비누를 피하는 것이 좋답니다. 세안 후 충분히 헹구고 찬물로 가볍게 패팅을 해주면 모공이 일시적으로 수축하여 피지 분비가 적어지므로 효과적이에요.

**Q** 그런데 각질 제거에서 스팀타월을 왜 그토록 강조하는 거죠? 스팀 케어가 좋은 이유는 뭔가요?

**A** 물로 세안하면 수분이 피부 표면에 남아 있다가 증발되면서 피부 땅김이 더 심해질 수 있어요. 반면 끓는 물을 넘어 수증기 상태가 된 물 분자는 서로 끌어당기는 힘이 약해져 피부 속까지 침투하는 능력이 높아지게 되죠. 그뿐 아니라 기체 상태라서 피부에 자극도 적고, 열과 수분이 함께 작용하므로 혈액순환과 신진대사 개선에도 도움을 주지요. 그러니 일석삼조라고 해야 할까요? 환절기는 특히 피부가 건조해지고 각질이 많이 일어나는 계절이니 스팀타월을 이용해 케어를 해주면 큰 효과를 볼 수 있어요. 단, 스팀을 이용해 모공을 늘여놨다면 찬 수건이나 찬물로 여러 번 패팅해주고 화장수로 정리한 후 기초 단계 관리로 들어가는 걸 잊지 마세요. 모공이 늘어난 상태로 방치한다면 기껏 관리한 보람이 없을 수도 있으니까요.

## 피부에 수분이 부족할 때 어떤 현상이 일어날까요?

**각질이 쌓임** 표피층의 수분이 15% 미만으로 떨어지면 노화하여 떨어져 나가야 하는 각질세포를 분해하는 효소(프로테아제)의 기능이 현저히 떨어진다. 기저층에서 각질층으로 밀려 올라온 죽은 각질들이 떨어지지 않고 온전하게 분해되지 않은 채 살갗에 붙어 허옇게 일어나게 된다.

**모공 확장** 피부 표면에 달라붙어 있는 각질이 흩어지면서 모공을 막게 되고 막힌 모공은 넓어져 모공이 확장된다. 각질이 모공 출구를 막으면 피지가 제대로 분비되지 않고 팽창하여 모공벽이 확장된다.

**여드름과 트러블** 피지가 제대로 분비되지 않고, 각질이 모공 출구를 막으면서 여드름 균이 발생하여 여드름과 트러블을 일으키게 된다.

**색소 침착** 색소를 만드는 멜라닌 세포는 기저층에서 색소를 생성하여 각질세포와 같은 주기로 25~30일간 표면으로 올라와 10~20일간 자외선을 방어하는 기능을 하다가 각질과 함께 떨어져 나간다. 각질이 제대로 제거되지 못한 상태에서 자외선을 받으면 표피층으로 올라온 색소가 함께 제거되지 못하고 붙어 있어 피부가 칙칙하고 기미와 같은 색소가 생기게 된다.

**주름** 피부에 수분이 부족해지면서 각질이 제대로 배출되지 못하면 모공도 확장되고 염증도 생기며 색소도 침착되지만, 이러한 모든 문제는 주름을 일으키는 원인이 된다. 70% 정도 수분을 함유하고 있는 진피층도 표피층의 수분이 부족하면 영향을 받아 수분이 줄어들게 된다. 이는 진피층의 콜라겐이 함유하는 수분량을 줄어들게 하고, 수분이 적은 콜라겐은 분해되면서 콜라겐 수가 점점 줄어 주름이 많아지고 깊어지게 된다.

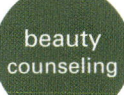

# 내 피부 타입은 언제나 똑같지 않아요!

30대 중반의 W씨는 고교 시절부터 여드름이 많이 나서 피부과에 자주 다닌 편이었다. 일찍부터 레이저 치료도 여러 차례 받은 적이 있었다. 그런데 최근 들어 눈가에 주름이 생기고 턱에는 끊임없이 여드름이 나고, 눈 밑의 다크서클은 점점 더 짙어진다고 고민이 태산이었다. 그녀는 여드름이 나는 체질이라 지성 피부 타입의 제품을 사용하고 기초 화장품도 스킨 정도만 바르거나 가급적 바르지 않았다. 그런데도 여드름이 전혀 개선되지 않았던 것이다.

그녀의 문제는 바로 피부 타입에 대한 고정관념이었다. 어느새 30대 중반으로 치닫고 있던 그녀의 얼굴은 더 이상 지성 타입이 아니었고, 특히 눈가와 눈 밑은 이미 건조가 심각했다. 그녀에게 피부 타입은 나이나 계절에 따라서 달라질 수 있고, 부위별로도 차이가 날 수 있다는 것을 알려주었다. 볼과 눈가에는 건조를 극복할 수 있는 제품을 사용하도록 하고 여드름이 잘 생기는 턱과 헤어라인은 보습 제품을 바르도록 권하면서 점차 그녀의 피부도 회복되기 시작했다.

첫눈 소식이 들려오면,
피부는 가렵고
각질이 올라올 정도로 건조가 극심해진다.
심한 건조는 곧바로
탄력 저하와 잔주름으로 이어지니
어느 때보다 보습에 신경 써야 한다.
특히 난방으로 실내 습도가 급격히 떨어지면
피부에 독이 되기 쉬우니
실내 습도를 높여주어야 하고
충분한 수분 섭취도 필요하다.
겨울철 눈처럼 환한 피부를 유지하고 싶다면,
극심한 건조를 이겨내는 게 포인트!

# winter

..

# 겨울

# 12월

:: **december**

" 자기 관리에
소홀하기 쉬운 달,
얼굴의 홍조부터
잡아라!"

case 30

# 각선미를 위해 발 건강은 포기할 건가요?

Q 뷰티박사님, 겨울이 되면서 건조한 날씨 때문인지 발뒤꿈치가 가렵고 하얗게 각질이 일어나요. 잘 때 이불을 덮으면 발뒤꿈치 닿는 부분이 쓱쓱 쓸려서 소리가 날 정도예요. 발톱에도 큐티클이 일어나고요. 발에 각질은 왜 생기는 걸까요?

– 고덕동 큐티걸

A 고덕동 큐티걸 님, 혹시 하이힐을 신어서 발에 지속적인 자극을 주지는 않나요? 발은 우리 몸을 지탱하는 기관이기 때문에 몸이 조금만 피로해도 가장 먼저 피로를 느낀답니다. 걸어다니는 동안 발바닥에는 각질이나 티눈, 굳은살이 생기기도 하고요. 더구나 건조한 겨울철에는 발이나 발톱이 쉽게 갈라지고 트며 잘 부러지게 된답니다. 날씨가 건조한데 하이힐 때문에 발이 지속적인 자극을 받게 되면 정상적인 각질 탈락이 순조롭게 이루어지지 않게 되죠. 그러면 각질 조각이 비늘처럼 두꺼워지는데, 이때 충분한 수분과 영양이 공급되지 않으며 증세는 더욱 심해진답니다. 평소에 발이 자극을 덜 받

도록 관리하고 충분히 휴식을 취해 피로를 풀어주는 게 가장 중요해요.

Q 저희 할머니는 비누처럼 생긴 발뒤꿈치 각질 제거용 돌을 쓰시는
데, 그게 좋지 않다는 얘길 들었어요. 왜 그런가요?

A 발에 군은살이 생기는 건 각질 부위가 심한 자극을 받아 두꺼
워지기 때문이에요. 지속적인 압력이나 자극을 받는 부위는
군은살 형태로 피부를 보호하는 막이 되거든요. 특히 발바닥의 경우
땀샘은 많은데 털이나 피지선이 없어서 군은살이 생기면 땀샘에서
분비되는 분비물이 증발하는 걸 방해하게 돼요. 말씀하신 것처럼 돌
이나 뒤꿈치 전용 버퍼로 물리적인 압박을 가해 각질을 긁어낸다면
오히려 더 두꺼운 각질을 유발시킬 수 있어요. 그러니 부드러운 스크
럽 제제로 마사지하듯이 부드럽고 자연스럽게 녹여내는 것이 좋습
니다.

Q 전 그래서 저녁 세안 때마다 족욕도 같이 하고 있는데, 족욕이 각
질을 제거하는 데도 효과가 있을까요? 하고 나면 시원하고 기분
은 좋아지더라고요.

A 네, 물론 도움이 되지요. 족욕은 발을 깨끗하게 닦는 방법이
면서 발에 충분한 수분과 영양을 공급해주고 혈액순환을 촉

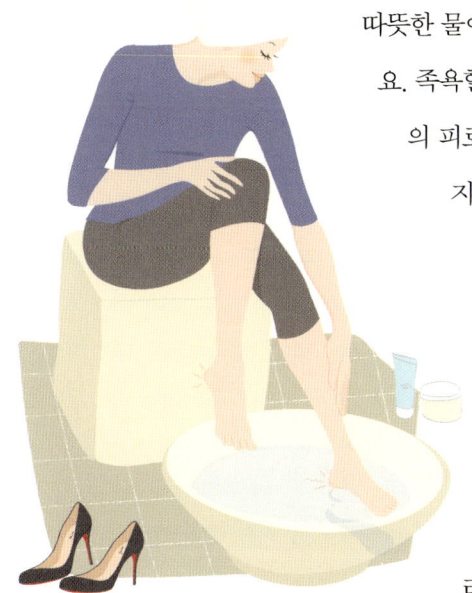

진시켜주는 좋은 방법입니다. 각질을 제거할 때도 따뜻한 물에 발을 담그는 족욕부터 시작하면 좋지요. 족욕할 때 향기가 좋은 입욕제를 넣으면 심신의 피로도 같이 풀 수 있고요, 물은 너무 뜨겁지 않게 하고 발바닥은 바닥에서 약간 떠 있도록 해주면 효과가 더욱 좋답니다. 또 족욕을 하는 동안 발을 문지르거나 주물러주고 앞뒤로 움직여주거나 발가락을 움직여주면 효과를 더 높일 수 있어요. 종아리까지 림프 마사지를 해주면 부종을 줄여주고 셀룰라이트의 생성을 막는 효과도 기대할 수 있지요.

**Q** 오호, 족욕을 하는 동안 여러 가지 효과를 거둘 수 있군요. 그런데 족욕 말고 다른 방법은 없나요? 요즘에는 풋 크림도 여러 종류가 나와 있던데요.

**A** 우선은 발을 청결하게 해주는 게 가장 중요해요. 발을 잘 씻고 깨끗하게 건조시켜주는 것만으로도 세균 번식을 막고 피로를 풀어주는 역할을 하니까요. 그다음엔 발에 유분과 수분을 공급

해줄 수 있는 크림을 충분히 발라주세요. 마사지를 해주면 보습 효과가 더 오래 지속되니 기억해두시고요. 특히 겨울철에는 뒤꿈치가 잘 갈라지므로 발 전용 크림을 사용하거나, 전용 크림이 없다면 집에서 사용하던 영양 크림이나 마사지 크림을 바르고 마사지해주는 것도 좋답니다. 갈라짐이 심하다면 전용 풋 크림과 함께 유분이 많은 오일 제품이나 바세린을 부분적으로 발라주는 것도 도움이 됩니다.

Q 발에 바르는 오일도 있나요?

A 발 전용 오일이 따로 있는 건 아니에요. 보디 오일을 고를 때 성분을 잘 살펴보면 그 성분에 따라 다른 효과를 기대할 수 있는데요, 발에 바른다면 시트러스 오일만 한 것이 없지요. 오렌지나 라임, 감귤과 같은 시트러스 계열의 과일로부터 얻은 에센셜 오일인데, 항균 활성이 뛰어나고 소취작용에도 도움을 주기 때문에 발에 서식하기 쉬운 무좀균이나 발 냄새를 없애는 데 탁월한 효과가 있어요. 그 외에도 포도씨 오일은 노화 방지와 보습에 좋고 아보카도 오일은 매끄럽고 촉촉한 효과를 주지요.

## beauty tip!

# 발뒤꿈치 각질을 유발하는 생활습관

잘못된 신발 선택  자신의 발 모양에 맞지 않는 신발을 신는 것은 각질을 일으키

는 원인이 될 수 있다. 너무 작거나 꽉 끼는 신발을 신는 것 또한 혈액순환을 방해해 각

질이 쌓이도록 만든다. 오래 걷거나 하루 종일 사무실에 있는 경우라면 조금 편한 신발

을 하나 더 준비해서 신는 것이 좋다.

혹사당하는 발  발에 맞는 신발을 신었다 할지라도 하루 종일 혹사를 당한다면 발

에 가해지는 압력과 자극은 더 심할 수 있다. 계속 서 있었거나 오래 걸었다면 발을 심

장보다 올려주고 발목이나 발가락 운동을 해주는 것이 도움이 되고, 족욕을 해서 순환

을 개선시켜주는 것이 좋다.

건조한 발  발바닥은 피지선이 적어 쉽게 건조해진다. 자주 노출되고 자극을 쉽게

받고, 순환도 좋지 않은데 건조하기까지 하다면 각질이 일어나는 것은 당연하다. 평소

집에서도 건조하지 않게 면양말을 신는 것이 좋고 맨발에 구두를 신으면

자극과 건조감으로 각질이 생기기 쉬우므로 스타킹이나 양말을 신도

록 한다. 족욕을 한 후 마사지를 하고 보습 크림을 발라주는 습관을

들인다. 평소 쓰던 페이셜 제품 중 기간이 좀 경과된 영양 크림이

있다면 버리지 말고 발꿈치에 발라주자.

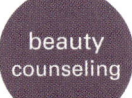

# 패션을 위해 피부를 포기할 건가요?

30세의 패션 스타일리스트인 그녀는 몇 군데 피부 트러블이 있기는 했지만, 최근 들어 눈 밑에 한 일자로 세 개씩 좌우에 또르르 여드름이 계속 나고 없어지고를 반복했다. 머리카락이 닿는 헤어라인도 아닌데, 왜 그럴까 궁금했다. 어느 날은 잠자리 안경을 패션 소품으로 쓰고 왔다. 알고 보니 시력이 나쁘지는 않지만 그녀만의 패션 스타일을 위해 아주 큰 잠자리 안경을 끼고 다녔고 그 안경의 밑면이 고스란히 볼에 반복적으로 닿으면서 트러블의 원인이 되었던 것이다. 이처럼 여드름은 손으로 만지는 것도 여드름을 유발하고 악화시키는 원인이 되지만 다른 물질이 반복적으로 닿는 것도 원인이 될 수 있다. 특히 겨울철 터틀넥 스웨터나 털 목도리, 모피가 붙어 있는 코트와 같은 것들이 턱 선 여드름의 직접적인 유발 인자가 될 수 있으니 주의해야 한다.

# 앰플, 어떻게 사용할까?

Q 뷰티박사님, 저는 늘 수분 크림을 잘 바르고 있는데도 겨울만 되
면 피부 탄력이 현저히 떨어져서 피부가 늘어지는 것 같아요. 그
런데 친구에게 이 얘기를 했더니 앰플을 사용해보라고 하는군요. 앰플이
어디에 어떻게 좋다는 거죠?

−창신동 체리핑크

A 창신동 체리핑크 님, 겨울에는 수분 에센스나 수분 크림을 아
무리 잘 발라도 건조함을 느끼는 경우가 있어요. 피부가 원래
건조한 타입이거나 나이가 들면서 더 건조해진 피부라면 수분 공급
을 열심히 한다고 해서 피부 건조가 해결되는 게 아니거든요. 피부가
건조한 상태로 오래 유지되면 잔주름과 색소가 생기는 원인이 된답
니다. 체리핑크 님처럼 피부가 탄력을 잃고 얼굴선도 무너지게 되죠.
겨울에 피부가 건조해지는 것은 피부의 수분 손실을 막아주는 유분
이 부족해서 일어나는 경우가 많아요. 평소에 하던 보습 케어를 한
단계 업그레이드해서 각종 영양 성분이 농축돼 있는 고농축 앰플로

집중적인 관리를 해주면 건조한 피부를 개선하는 데 도움이 될 수 있어요.

Q 그럼 앰플도 피부 타입에 따라 골라 쓰는 건가요? 피부가 건성이냐 지성이냐에 따라 달라질 것 같은데요.

A 앰플은 집중적인 효과를 내기 위해 고농축 고기능 원료를 사용해 만듭니다. 앰플 하나에 보통 1회 분량이 담겨 있기 때문에 피부 타입별로 나눠서 공통적으로 일어나는 문제점을 개선시켜주기보다는 한 가지 문제를 짧은 기간 동안 개선하려 할 때 많이 이용해요. 예를 들어 색소가 눈에 띄게 늘어났다면 화이트닝을, 피부가 건조하고 처지기 쉬운 환절기를 맞았을 때는 안티에이징이나 링클 케어 제품을 선택하는 방법과 같지요.

Q 이미 에센스와 크림도 쓰고 있고 사용하는 제품들이 많은데 앰

플까지 쓰는 건 영양 과잉이 아닐까요? 앰플을 사용하는 특별한 방법이 따로 있나요?

A 네, 앰플은 피부에 어떤 문제가 생겨 특별한 관리가 필요할 때 집중적으로 사용하는 제품이에요. 앞서 설명드린 것처럼 앰플은 유효 성분이 고농축된 형태의 화장품이므로 민감한 피부라면 농축된 성분 때문에 트러블을 일으킬 수도 있어요. 또 지성 피부의 경우 유분감이 많은 앰플을 쓰고 나서 뾰루지가 생길 수도 있고요. 만약 기능성 에센스처럼 고기능성 제품을 이미 쓰고 있다면 성분을 한번 확인해볼 필요가 있어요. 기능이 중복될 수도 있으니까요. 또 앰플을 사용할 때는 앰플의 고농축 성분들이 피부 속에 잘 흡수될 수 있도록 관리해주어야 합니다. 얼굴에 바르기 전에는 스팀타월로 묵은 각질을 제거하고, 앰플을 사용하고 나서는 로션과 크림을 발라 피부 속에 들어간 고농축 성분들이 제 기능을 할 수 있도록 보호해주는 것이 좋아요. 앰플을 사용하면서 팩을 하면 더 큰 효과를 볼 수 있지요.

Q 그런데 앰플이 어떤 문제점을 집중적으로 케어하는 제품이라면, 피부에 생기는 문제가 꼭 하나뿐이라는 법도 없으니 여러 종류의 앰플이 필요할 수도 있잖아요? 앰플도 섞어 바르는 게 가능한가요?

A 피부 문제가 여러 가지라고 해서 앰플을 이것저것 사용하는 건 좋은 방법이라고 할 수 없어요. 오히려 트러블을 만들 수 있으니까요. 그렇지만 성분에 따라 시너지를 낼 수 있는 제품들이 있긴 합니다. 예를 들어 비타민 C가 포함된 제품과 알부틴 함유 제품을 함께 사용하면 미백 효과를 극대화할 수 있어요. 비타민 C는 이미 생성된 멜라닌 색소를 탈색시키는 작용을 하고, 알부틴은 색소가 비정상적으로 축적되는 기미나 주근깨, 점 등이 생기지 않도록 억제하는 역할을 하거든요. 또 비타민 C가 들어 있는 제품을 바른 다음 토코페롤(비타민 E)이 함유된 제품을 사용하면 비타민 C가 더욱 손쉽게 피부 속으로 침투할 수 있고 토코페롤이 피부 재생을 도와 탄력을 높이는 데도 도움을 줍니다. 콜라겐 제품과 레티놀 제품을 함께 사용해도 탄력을 높여주는 효과가 있어요. 콜라겐은 세포끼리 잘 결합할 수 있도록 도와주고 레티놀은 세포를 활성화시키고 콜라겐의 생성을 촉진시키는 역할을 하지요. 아, 레티놀 제품은 빛과 열에 약해서 태양 광선을 받으면 성분이 파괴되기 쉬우니 밤에 사용하거나, 낮에 바르려면 꼭 자외선 차단제와 함께 사용해야 해요.

# 함께 사용하면 역효과를 내는 성분들

**레티놀 제품(탄력) + 비타민 C(화이트닝)** 지용성인 레티놀은 불안정한 성분이기 때문에 빛을 받으면 안정화가 깨질 수 있다. 따라서 되도록 밤에 바르는 것이 좋은데, 반대로 수용성인 비타민 C는 낮에 발라야 효과가 높아진다. 특히 피부가 얇고 건조한 타입이라면 차라리 비타민 C 제품은 낮에, 레티놀 제품은 저녁으로 나눠 사용하는 것이 낫다.

**레티놀 제품(탄력) + AHA 또는 BHA(각질 제거)** 레티놀은 산성을 띠기 때문에 오래된 각질을 없애주는 효과도 있다. 따라서 같은 산성인 AHA나 BHA가 함유된 각질 제품을 함께 쓰면 피부 자극을 줄 수 있으니 피하는 것이 좋다.

**콜라겐 제품(리프팅) + 비타민 C(화이트닝)** 콜라겐이 다량 함유된 제품 역시 비타민 C와는 궁합이 맞지 않는다. 콜라겐의 단백질 성분을 비타민 C가 응고시켜 피부세포 속으로 침투하기 어렵게 만들기 때문이다.

**피지 조절, 모공 수축 제품 + 안티에이징 제품** 모공 수축 기능이 있는 화장품은 과도한 피지 분비와 트러블을 막아주는 역할을 한다. 반면 주름이나 탄력을 관리하는 안티에이징 화장품은 건조하고 노화된 피부에 사용하는 경우가 많아 대체로 유분기가 많은 편이다. 따라서 피지를 억제하는 제품을 사용한 뒤 유분막을 덧씌우는 제품을 같이 쓰면 어느 것 하나 제 기능을 발휘하지 못하는 결과를 낳는다.

**보습 제품 + 리프팅 제품** 리프팅 제품에는 붓기를 제거하고 탄력을 높이기 위해 수분을 흡수, 배출하는 카페인 성분이 들어가는 경우가 많다. 따라서 리프팅 제품을 사용할 때 보습 제품을 함께 사용하면 촉촉한 효과를 기대한 만큼 누릴 수 없다.

# 미스 홍당무는 싫어요!

Q 뷰티박사님, 겨울만 되면 얼굴이 붉어져서 고민이에요. 뺨에 연한
핑크색이 도는 홍조라면 귀엽기나 할 텐데 전 그야말로 홍당무처
럼 빨개지는데다 심하면 얼굴이 화끈거릴 때도 있거든요. 이건 혹시 병이
아닐까요?

— 명일동 블링블링

A 명일동 블링블링 님, 적당히 홍조 띤 얼굴은 좋은 인상을 줄
수 있지만 정도가 지나치면 촌스러워 보일 수도 있지요. 특히
블링블링 님처럼 겨울만 되면 유난히 붉어지고 화끈거리기까지 한다
면 피부가 매우 과민해진 상태라고 할 수 있어요. 안면이 붉어지는 홍
조는 얼굴에 분포된 실핏줄이 확장된 것인데, 피부가 급격한 온도 변
화를 경험하거나 지속적인 자극에 노출되면서 이 현상이 고착된 거
랍니다. 찬바람을 쐬어 갑자기 얼굴이 붉어졌을 때는 홍조를 얼른 진
정시켜 2단계 3단계의 홍조증으로 발전하지 않도록 예방해야 해요.

**Q** 그러니까요, 벌써 홍조증이 생긴 건 아닐까 걱정이에요. 얼굴의 붉은 기를 없애려면 어떻게 해야 하나요?

**A** 우선 자외선을 피해야 해요. 겨울철에 피부가 자외선에 노출되면 탄력섬유를 파괴하여 모세혈관을 확장시키는 주요 원인이 됩니다. 자외선을 색소 침착의 원인으로만 알고 계시는 분들이 많은데 겨울엔 낮은 온도나 건조감, 찬바람보다 자외선이 피부에 더 악영향을 미친답니다. 스키장에서 피부가 붉어지는 것도 다 자외선 때문이지요. 그러니 외출하기 전에 자외선 차단제를 바르는 건 필수랍니다. 또 피부가 민감해져 있을 때는 화장솜으로 토너를 바르기만 해도 볼이 붉어지는 경우가 있어요. 이럴 땐 얼굴 전체를 닦아내기보다는 피부 결을 정리해줄 필요가 있는 부분, 즉 눈꼬리와 눈 밑, 콧볼 주변, 눈두덩과 입가 정도만 화장솜으로 닦아준 뒤 나머지 부위는 미스트를 뿌려주

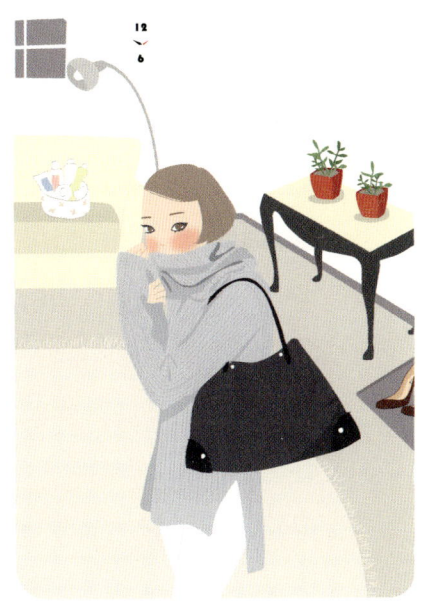

는 것이 좋습니다. 특히 실외에 있다가 실내로 들어왔을 때 홍조가 나타나는 경우가 많으니, 손바닥이 따뜻해질 정도로 비빈 다음 양 볼에 대어주면 과민한 피부가 어느 정도 진정된답니다.

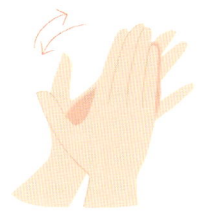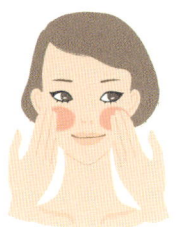

Q 홍조가 진정되지 않아 아침에 붉은 얼굴 그대로 출근해야 하는 경우도 있는데, 그럴 때 메이크업으로 커버할 수 있는 방법은 없나요?

A 홍조가 있어서 두껍게 화장을 해도 오후가 되면 홍조 부위만 화장이 지워지는 경우가 많아요. 홍조가 올라온 얼굴에 메이크업을 해야 할 경우, 파운데이션과 수분 프라이머를 섞어 그 부위만 브러시로 두드려 바르면서 커버해보세요. 홍조가 눈에 띄는 부위는 피부에 열이 올라오면서 다른 부위보다 건조해지기 쉽기 때문에 수분을 충분히 공급해서 들뜨는 걸 방지해줄 필요가 있습니다. 또 비비크림과 옐로 메이크업베이스를 섞어서 사용한다면 붉은 기를 중화시키는 효과를 볼 수 있어요. 비비크림 자체가 보통 재생과 커버를 위한

제품이라 홍조가 엷어지고 촉촉해 보이는 효과를 내긴 하지만 옐로 메이크업베이스를 함께 쓰면 붉은 기가 완화되니 더 큰 효과를 볼 수 있어요. 또한 파운데이션을 바른 후 붉게 올라오는 부분만 컨실러로 커버해주고 팩트를 가볍게 바르면 지속력이 높아진답니다. 홍조가 생기지 않도록 평소에 자극을 피하고 홍조 레이저나 물광 필러를 하면 도움이 되지요.

**beauty tip!**

## 안면 홍조가 어느 정도 진행되었는지
## 체크리스트를 통해 점검해보자!

○ 얼굴에 붉은 기가 조금씩 보인다.

○ 블러셔를 바르지 않았는데도 피부가 상기되어 있다.

○ 피부가 예민하고 건조한 편이다.

○ 사소한 온도, 감정 변화에 얼굴이 민감하게 반응한다.

○ 겨울이 되면 얼굴이 항상 붉어져 있다.

○ 토너나 로션을 손으로 바르면 바르는 동시에 얼굴에 자국이 생긴다.

○ 술을 마시면 얼굴이 화끈거리며 달아오른다.

○ 겨울철 외출 후 실내에 들어오면 얼굴이 붉어진다.

○ 붉어진 피부가 금세 진정되지 않는다.

○ 홍조와 함께 전신에 열과 땀이 난다.

○ 술을 마시지 않았는데도 술을 마셨냐는 질문을 받을 때가 있다.

○ 사우나나 찜질방에 가는 것을 즐기는 편이다.

○ 겨울철에는 자외선 차단제를 사용하지 않는다.

○ 볼 주위뿐 아니라 코나 입 주위도 붉어지는 편이다.

○ 맵거나 뜨거운 음식을 즐겨 먹는다.

○ 피곤하거나 잠을 잘 못 자는 스트레스가 반복된다.

(Yes가 5개 미만이면 온도 차로 인한 일시적인 홍조증이니 오이로 팩을 하는 등 진정 케어를 해주는 것으로 효과를 볼 수 있다. 그러나 10개 이상이면 신진대사 불균형으로 인한 만성 홍조증이 의심되니 피부순환 개선을 위해 꾸준히 마사지를 해주고, 그래도 효과가 나타나지 않는다면 혈관 레이저를 이용한 케어가 필요하다.)

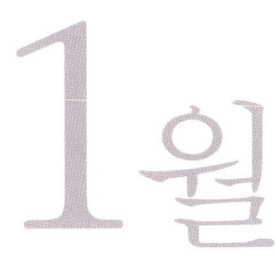

# 1월

:: january

"찬바람과
건조에 대한 대책이
필요할 때,
내부부터 수분을"

# 스키장에서의 피부 관리는 어떻게?

Q 뷰티박사님, 이번 주말에 회사에서 스키장으로 워크숍을 가요.
일정표를 보니 첫날은 부서별 신년 사업계획서 보고하고 전체 세
미나 하고 그러면서 재미없게 지나가는데 둘째 날은 하루 종일 스키 타
고 노는 스케줄이더라고요. 스키장에서 잘못 놀다 오면 오히려 피부 트
러블만 얻게 되는 경우도 많이 봤는데 피부가 민감하고 약한 편이라 걱
정이에요.

– 녹번동 그린올리브

A 녹번동 그린올리브 님, 겨울에 눈부신 설원과 아찔한 슬라이
딩의 유혹을 뿌리치기란 쉽지 않은 일이지요. 하지만 차가운
바람과 낮은 온도에 시달릴 피부를 위해선 부지런히 관리를 해줘야
해요. 스키장에 다녀온 후유증을 피부에 남기고 싶지 않다면 말예요.
피부가 하루 종일 스키장의 거센 바람과 차가운 온도에 노출된다면
극도의 건조증이 올 수 있고 심한 경우 피부가 트기도 합니다. 게다
가 하얀 눈밭에서 반사되는 자외선은 한여름 직사광선 못지않게 강

한 자극을 주니 더더욱 주의해야 하죠. 무엇보다 스키장으로 출발하기 전에 수분 공급과 자외선 차단이라는 두 가지를 명심하세요! 오랜 시간 야외에서 방치될 피부를 보호하기 위해선 유분기가 있는 수분 크림이 좋습니다. 그리고 자외선 차단제도 SPF가 50 이상인 것으로 두텁게 바르세요. 눈이 섞인 차가운 바람이 피부에 닿아서 차단제가 쉽게 지워질 수 있으니까요. 연약한 입술 피부는 찬바람에 트거나 갈라지기 쉬우니 립밤을 자주 발라주고, 립밤을 선택할 때도 자외선 차단 성분이 들어 있는 것을 고르면 더 좋습니다.

Q 그런데 말씀하신 것처럼 수분 크림과 자외선 차단제를 충분히 발랐다 하더라도 그게 오후가 되면 다 날아가버릴 텐데, 어떻게 해야 지속성을 잃지 않을 수 있을까요? 아침에 듬뿍 바르는 건 답이 아닐 것 같고요.

A 오전에 어느 정도 만족할 만큼 스키를 즐겼다면 점심을 먹고 잠시 휴식을 취하는 동안 눈과 바람에 씻겨 내려간 수분을 재정비해주어야 합니다. 이때 수분을 피부에 단단히 가두는 역할을 하는 오일 베이스의 제품을 사용하는 게 좋아요. 밤 타입의 제품을 톡톡 찍어주듯 바르거나, 아예 오일을 이용해 피부에 유분막을 씌우면 효과적이죠. 오일 타입 제품을 바를 때에는 손바닥을 맞대고 비벼서 온도를 올린 뒤에 발라야 흡수가 더 잘 되니 꼭 참고하세요. 물론 자

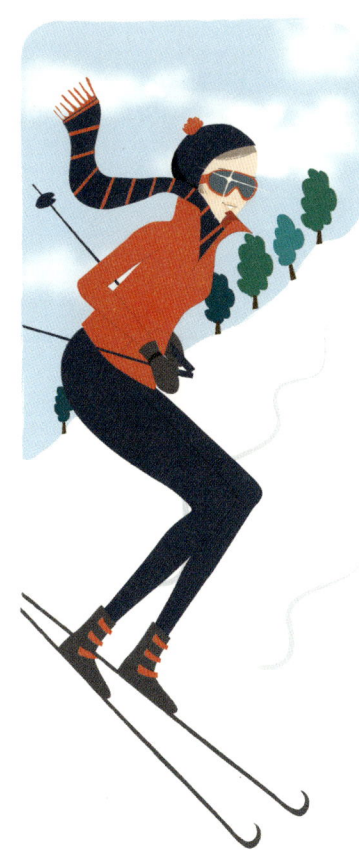

외선 차단제도 덧발라 햇빛으로
부터 피부를 보호해야 하고요.

Q 스키를 타고 난 다음 클렌
징할 때도 주의해야 할 점
이 있나요? 크림으로 지우면 더 좋
다거나 물 온도를 평소보다 높인다
거나 하는 식으로요.

A 클렌징의 중요성은 아무
리 강조해도 지나치지 않
지만 특히 스키장에서 돌아온 다
음엔 가장 먼저 클렌징부터 해야
합니다. 몸이 지쳐 있다는 핑계
로 누워서 좀 쉬었다 해야지, 그
런 생각은 금물이에요. 피부는 하
루 종일 극한의 외부 환경에 노출

되어 있었기 때문에 깨끗하게 닦아내야 피부가 숨을 쉴 수 있고 자극
과 트러블도 줄일 수가 있거든요. 스키장에서 찬바람을 맞고 돌아온
피부는 안면 홍조가 생기거나 심하면 가려움을 동반하는 경우도 있
으니 클렌징을 할 때도 피부 자극을 최소화하는 순한 제품을 사용해

야 합니다. 티슈로 닦아내거나 오일을 사용하는 건 접촉에 의한 자극을 받을 수 있으니 피하고, 클렌징 로션처럼 저자극성 제품으로 화장이 진한 부위만 간단히 지워주세요. 그리고 부드러운 폼클렌저를 이용해 거품을 충분히 내서 손가락에 힘을 주지 않고 피부 전체에 원을 그리듯 둥글리며 세안해주는 것이 좋습니다. 물 온도는 보통 시작은 기름때를 녹일 수 있도록 미지근한 물(피부보다 5도 높은 35도)로, 마무리는 모공 수축을 위해 피부보다 5도 낮은 25도가 적당해요.

**Q** 그럼 세안하고 나서 나이트 케어도 평소와는 다르게 해야 하나요?

**A** 스키를 타는 동안 특히 찬바람을 집중적으로 맞는 부위가 볼이니까 다음날 푸석해진 피부를 확인하고 싶지 않다면 자기 전에 고농축 영양 크림을 듬뿍 발라주는 것이 좋습니다. 눈가 역시 수분과 영양을 집중 공급해야 하고요. 하지만 민감해진 피부에 여러 가지 성분이 농축된 기능성 제품을 바르는 것이 부담스럽다면 자극이 없는 수분 앰플이나 수분 크림 하나만 듬뿍 바르는 것도 좋은 방법이에요. 수분 에센스를 화장품에 충분히 적셔 건조하고 자극 받기 쉬운 양쪽 눈가 광대뼈 주변에 올려놓으면 도움이 되지요. 찬바람에 지친 피부에는 고기능성 화장품의 성분이 자극이 될 수 있으니 주의가 필요해요.

## 스키장에서 돋보이는 메이크업

**희고 깨끗한 피부 연출** 시머 베이스와 리퀴드 파운데이션을 1:1로 섞어 바르면 광택 나는 피부를 연출할 수 있다. 건조해지기 쉬운 볼에는 페이스 오일이나 모이스처 밤을 눌러 발라주고 크림 하이라이터를 눈머리와 T존, 윗입술의 돌출된 부위에 살짝 덧발라준다.

**과감한 컬러 아이섀도** 스키장에서는 평소에 안 하던 과감한 아이섀도 메이크업을 해도 어울린다. 시머가 함유된 파스텔톤 컬러를 선택하되, 크리미한 질감보다는 파우더리한 질감의 제품이 좋다. 이목구비가 또렷한 편이라면 화이트 아이섀도를 사용해 얼음공주로 변신할 수 있다. 단, 건성 피부라면 크리미한 질감의 제품을 고르는 것이 낫다.

**또렷한 눈매를 원한다면** 아이 메이크업을 하기 전에 눈 주변에 파우더리한 질감의 아이 베이스를 발라주면 번지거나 지워지는 것을 막을 수 있다. 아이라인은 펜슬이나 크림 타입으로 라인을 그린 후 손가락으로 살짝 문질러주면 자연스럽고, 워터프루프 타입을 사용하면 눈매를 또렷하게 강조할 수 있다. 속눈썹을 풍성하고 길게 만들어주는 마스카라도 빼먹지 말자. 단, 지울 때 자극이 되면 눈가 주름이나 색소 침착이 될 수 있으니 주의해야 한다.

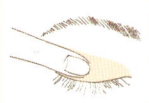 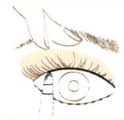 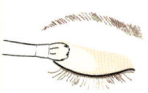 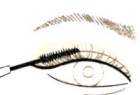

**촉촉한 입술** 립스틱을 바를 때는 립밤과 함께 사용하는 것이 촉촉함을 오래 유지하는 데 좋고, 틴트의 경우 촉촉한 젤리 타입을 선택한다.

# 겨울철 피부 건조를 잡아라!

**Q** 뷰티박사님, 저는 원래 피부가 그렇게 건조한 편이 아닌데 12월 한 달을 보내고 나니 피부의 물기가 완전히 말라버린 듯해요. 얼굴이 푸석푸석해지고 밖에 있다가 집에 들어오면 얼굴이 막 땅기는 느낌이 들어요. 제 피부가 건성으로 바뀌고 있는 걸까요?

-이촌동 레이지캣

**A** 이촌동 레이지캣 님, 겨울철엔 건성 피부가 아니라도 그런 현상이 나타날 수 있어요. 겨울에는 실내에서 늘 난방기를 가동하기 때문에 실내 습도는 대부분 20% 이하까지 떨어지죠. 그런데 밖에서 찬바람을 맞아 건조해진 피부가 이렇듯 건조한 실내에 들어오면 피부에 남아 있던 수분까지 빼앗기는 경우가 다반사예요. 심하면 피부 속 수분량이 10% 이하로도 떨어지고 피지선과 땀샘의 기능이 저하되어 피부가 땅기고 푸석푸석해지지요. 차가운 외부에 있다가 따뜻한 실내에 들어왔을 때 땅기는 느낌이 든다면 피부 진정과 수딩이 필요합니다. 이럴 때는 수분팩을 좀 더 자주 해주는 것이 도움이

되지요. 겨울철엔 실내외의 온도 차이가 심한 편이라 피부가 건조해지는 한편 극도로 민감해지는 시기이기 때문에 충분한 수분과 유분을 공급해 피부 밸런스를 유지해주는 게 중요하답니다.

Q 저는 꼬박꼬박 챙겨서 팩을 할 만큼 부지런하지 않아요. 그저 좋은 게 좋다는 식이죠. 저처럼 초귀차니스트들이 실천할 수 있는 좋은 방법이 없을까요? 가지고 있는 화장품으로 겨울을 날 수 있는 방법 같은 거 말이에요.

A 이를 어쩌나, 부지런해지지 않으면 절대로 미인이 될 수 없는데… 녹차 티백을 보관했다가 팩을 하는 게 도움이 되는데, 그것도 귀찮다면 화장솜에 시원한 토너를 적셔 건조한 부위에 올려놓아도 일시적인 진정 효과를 볼 수 있어요. 시간 여유가 좀 있다면 볼에 20~30분 정도 화장솜을 얹어두어 수분이 충분히 공급될 수 있도록 해주세요. 피부를 즉각적으로 시원하게 해주는 화장수나 젤 타입 토너를 활용하면 매우 효과적이죠. 그리고 강력한 보습 인자가 들어 있는 수분 에센스를 아침저녁으로 꾸준히 발라 피부 속에 항상 수분이 충분할 수 있도록 해주세요. 아침 메이크업을 할 때 수분 에센스에 페이스 오일을 섞어 바르면 하루 종일 촉촉함을 유지할 수 있답니다. 설마 수분 에센스 바르는 정도도 귀찮아서 못하는 건 아니겠죠? 그리고 놀랄 만큼 촉촉해진 피부를 진정으로 원한다면, 귀찮다는

생각은 잠시 잊어버리고 매일 저녁 보습 마스크를 일주일 정도 반복
해보세요. 시간도 얼마 걸리지 않아요. 마스크 시트를 얹거나 크림
마스크를 바른 뒤 랩을 씌워 5분 정도만 방치해두면 되거든요.

**Q** 변하지 않으면 살아남을 수 없다고 외치는 세상인데, 피부 미인도
마찬가지군요. 제가 다른 건 몰라도 세안만큼은 열심히 하거든요.
건조한 피부를 위한 클렌징 비법 같은 건 없나요?

**A** 겨울철 건조한 피부에는 피부 수분을 지켜주는 오일 타입 클
렌저를 쓰는 게 좋습니다. 가급적이면 비누 세안은 하지 말고

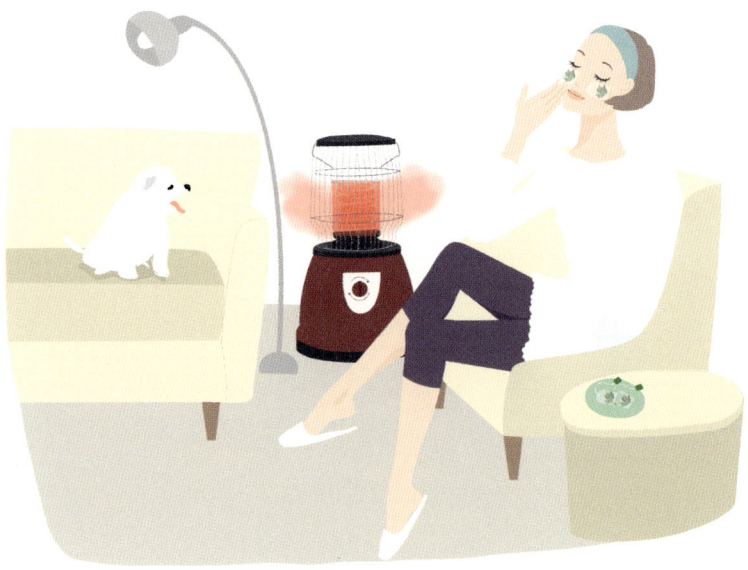

순한 약산성 세정제를 사용하고요. 클렌징 오일을 사용하면 피부에 미세한 유분막을 만들어 세안 후 바로 촉촉함을 느낄 수 있답니다. 피부가 많이 푸석푸석하다면 아침 세안을 할 때도 클렌징 오일을 사용해보세요. 평소보다 메이크업이 잘 받는다는 걸 느낄 수 있을 겁니다.

**Q** 아까 유수분 밸런스가 중요하다고 하셨는데, 그럼 수분 크림과 유분 크림을 따로따로 사용해야 하는 건지요?

**A** 하하하, 그렇지는 않아요. 유수분 밸런스가 맞춰진 크림들이 이미 시중에 많이 나와 있으니까요. 수분 에센스만 사용한다면 일정한 시간이 지난 뒤에 수분이 날아갈 수밖에 없는데, 이보다 한결 리치한 텍스처인 크림을 발라주면 유분막이 형성되어 외부 자극으로부터 하루 종일 피부를 보호할 수 있어요. 바를 때는 손바닥에 크림을 덜어 충분히 녹인 뒤에 바르고 손바닥으로 잠시 동안 얼굴을 감싸고 있으면 손바닥의 열기로 인해 한결 흡수가 잘 된답니다. 그리고 눈 주위는 건조한 계절에 가장 취약한 부위이니 얼굴만 관리할 것이 아니라 보습 효과가 높은 눈 전용 아이 크림을 바르거나 아이 마스크를 이용해 눈가 케어를 해주는 것도 잊지 말아야 합니다.

**beauty tip!**

# 피부 속까지 촉촉해지는 보습 메이크업

**파운데이션 ✚ 에센스**   에센스 성분이 들어간 파운데이션을 선택하되, 만약 그런 제품이 없다면 파운데이션을 바를 때 2:1 정도로 에센스나 수분 로션을 소량 섞어서 사용한다. 파운데이션이 겉돌지 않아 한결 촉촉하게 표현되고 메이크업도 들뜨지 않는다. 메이크업 중간중간 미스트를 뿌려 흡수시키는 것도 좋은 방법이다.

**파운데이션 ✚ 펄 베이스**   기초를 피부 속까지 충분히 발라준 뒤, 파운데이션과 은은한 펄이 함유된 메이크업 베이스를 섞어 바른다. 마무리로 T존과 웃을 때 튀어나오는 애플존 부위에 피부 톤보다 한 톤 밝은 크림 하이라이터를 사용하면 입체감도 살아나고 피부가 한층 매끈해 보이는 도자기 피부로 연출된다.

**다크서클 컨실러 ✚ 부스터**   다크서클 컨실러와 부스터 제품을 믹스하여 커버하면 피부가 촉촉해 보이고 눈 밑 피부도 갈라져 보이지 않는다. 만약 메이크업을 수정할 때 눈 밑 부분이 도드라져 보인다면 그 부위만 닦아내고 컨실러와 파운데이션을 1:1로 믹스해 커버해준다. 컨실러만 사용한다면 윤기가 덜할 수 있기 때문이다.

case 35

# 성형수술한 다음 관리법이 알고 싶어요!

**Q** 뷰티박사님, 제 친구들은 겨울 동안 튜닝(?)을 해야 한다며 바빠요. 어떤 친구들은 코나 눈 정도는 고등학교 졸업 전 겨울방학에 하는 거라며 코웃음을 치고, 또 어떤 친구들은 요즘은 다 시술을 받지 누가 수술을 받냐고 해요. 저도 요즘 콧대를 조금만 높이면 어떨까 그런 생각을 하고 있는데 겨울에 코수술을 받으면 날씨가 조금만 추워져도 금세 코가 빨개진다는 말도 있고, 심한 경우는 실리콘이 콧구멍 밖으로 빠져나와 재수술을 했다는 사람도 있고, 쉽게 마음을 못 정하겠어요.

– 갈월동 블랙노즈

**A** 갈월동 블랙노즈 님, 학생일 경우 아무래도 여름방학보단 겨울방학이 더 길고 또 여름엔 고온다습해서 염증이 생기기 쉽다고 생각해 겨울이 성형수술하기에 적기라고 보는 분들이 많지요. 하지만 요즘은 항생제나 수술방법 등이 발달했기 때문에 여름이라고 딱히 염증이 더 생기는 건 아니에요. 수술이든 시술이든 본인이 자신의 문제점을 정확하게 파악하고 잘 판단해 실행할 문제이기 때

문에 하라고도 하지 말라고도 분명하게 말씀드리기는 어렵겠네요. 다만 말씀하신 코 성형수술 후의 부작용 같은 건 사후관리를 잘못했기 때문에 생기는 일인데요, 수술을 했다면 각 수술의 특성에 맞는 세심한 사후관리로 부작용이 일어나지 않도록 주의해야 해요.

Q 친구들 말로는 며칠 집에서 조심하면서 쉬고 나면 일상생활에 복귀하는 데 별 지장이 없다던데요? 냉찜질 같은 거나 해주면 되고요.

A 블랙노즈 님이 관심을 갖고 있는 코의 경우는 피부가 얇고 혈관이 적어 다른 부위보다 염증이 오래가고 후유증이 생기기 쉬운 부위랍니다. 수술하고 나서 2~3일 정도는 냉마사지를 해서 부

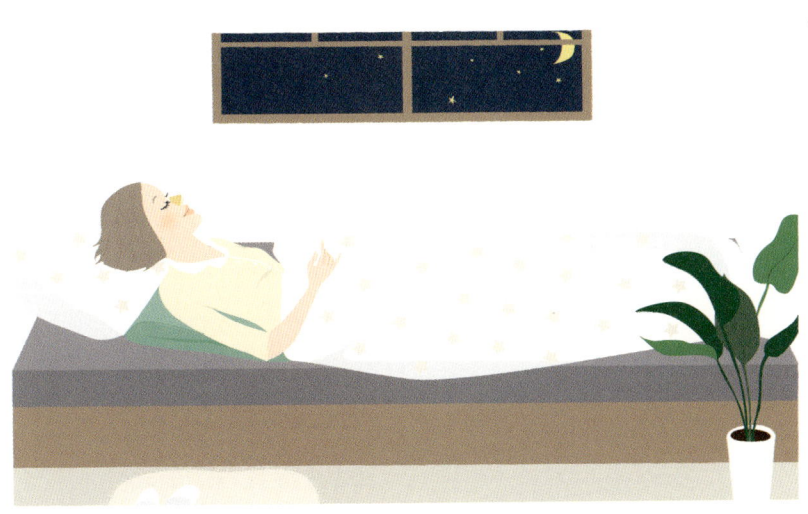

기를 빼주고 음식은 버섯이나 콩류를 섭취하는 것이 좋습니다. 면역 기능을 높여주거든요. 세안을 할 때도 손으로 박박 문지르지 말고 가볍게 두드려주세요. 옆으로 자거나 엎드려 자면 코에 넣은 보형물이 비뚤어질 수 있으니 수술 후 2주간은 목부터 허리까지 닿는 부분에 담요를 놓아 30도 정도 상체를 높이고 똑바로 누워서 자는 게 좋습니다. 멍이 든 부위에 자외선이 직접적으로 닿게 되면 색소가 착색될 수 있으니 회복될 때까지 가급적 외출을 삼가고 외출할 때는 꼭 자외선 차단제를 발라줘야 해요. 수술 받고 나서 첫 겨울에는 스키장처럼 추운 장소는 피하고 코에 보습이 잘 되는 수분 크림을 발라주는 등의 관리가 필요하답니다.

Q 요샌 자가 지방을 이식하는 수술도 많이 받는다고 들었어요. 정말 부작용 없이 안전한가요? 사후관리는 어떻게 해야 하나요?

A 이름 그대로 자기의 지방을 이식하는 것이기 때문에 이식받은 부위에서 부작용을 일으킬 가능성이 적고 멍이나 염증도 다른 수술에 비해 적은 편이라서 최근 인기를 끌고 있지요. 하지만 수술 부위가 이식하는 부위와 이식받는 부위 두 군데이기 때문에 더 세심한 관리가 필요해요. 수술 당일과 다음날까지 부기를 가라앉히는 냉찜질을 하고, 그다음날부터는 이식한 지방이 안정적으로 자리 잡을 수 있도록 냉찜질 온찜질 모두 피하는 게 좋습니다. 이식 부위

를 문지르거나 누르는 것도 절대로 안 돼요. 수술 부위에 혹시 피부 트러블이 생겼을 때는 달걀흰자와 녹차가루를 섞은 천연팩을 해주면 효과적입니다. 만일 얼굴 부위에 지방을 이식했다면 화장솜에 차게 식힌 토너를 적셔 올려놓는 방법으로 팩을 해주세요. 일주일 정도는 비누 세안을 피해야 하니 그동안은 클렌징 티슈로 닦아주는 정도로만 세안하는 게 좋답니다.

Q 친구들을 보면 점을 뺀다든지 여드름 흉터를 치료한다든지 하면서 레이저 치료를 받는 경우도 많아요. 그러면서 공통적으로 하는 얘기가 자외선 차단을 잘하라고 하더군요. 그 외에 또 신경 써야 할 점이 있나요?

A 레이저 시술은 시술을 받은 뒤에 얼마만큼 잘 관리하느냐에 따라 원치 않은 부작용도, 놀라운 시너지 효과도 얻을 수 있어요. 그야말로 양날의 검이라 할 수 있지요. 말씀하신 것처럼 자외선 차단이 매우 중요하답니다. 햇빛 아래 자주 나가지 않는다거나 자외선 차단제를 잊지 않고 바른다거나 하는 정도로는 부족해요. 레이저 시술을 받는 동안 자극받은 피부는 일광 화상을 입었을 때처럼 과민한 상태가 되고 시술 후 제대로 관리해주지 않으면 색소 침착이 일어나기 쉬워요. 피부가 붉어지면서 열이 나기 때문에 쿨링팩이나 차가운 시트 마스크를 해주는 것이 좋아요. 아니면 토너를 차갑게 식힌

다음 화장솜에 적셔 수분팩을 하듯이 시술 부위에 올려놓는 것도 좋은 방법이고요. 그리고 시술 후 피부 건조가 일어나기 시작하므로 수분 크림을 충분히 바르는 등 보습에 신경 쓰고 재생 크림이나 고영양 제품, 순한 안티에이징 제품으로 집중적인 영양을 공급해줄 필요가 있어요.

## 레이저 시술의 부작용과 해결방안

잡티 제거를 위해 레이저 토닝과 옐로 레이저 시술을 받았는데,
부분적으로 검은 자국이 남았다.

레이저 후 색소 침착의 경우 5~6개월 정도 경과하면 차츰 연해지지만 장기간 색소가

더 남아 있는 경우도 있다. 레이저 후 색소가 다시 생기지 않도록 자외선 차단을 철저

히 해주고 멜라닌 색소가 생기는 경로를 차단해주는 비타민 C, 트레티오닌, 하이드로퀴

논 등의 약제를 도포하는 방법도 권할 만하다. 미백에 좋은 비타민 C가 풍부한 식품을

섭취하고, 보습을 위해 필수지방산과 수분을 섭취한다. 물론 보습 크림을 사용하고 습

도 조절에도 신경 쓰는 것이 좋다.

모공이 넓어서 모자이크 레이저를 받고 사이사이에
젠틀 레이저와 소프트 필을 받았는데,
색소가 남고 건조감과 잔주름이 생겼다. 없던 여드름까지 올라왔다.

레이저 치료 후 건조해진 피부는 피지 분비만 있고 보습이 제대로 되지 않으면 모공에

염증이 생겨 여드름으로 발전할 수 있다. 여드름을 먼저 치료하고, 충분한 숙면과 수분

섭취로 스트레스를 줄이고 보습에 중점을 둔 케어

로 피부가 건조해지지 않도록 한다. 평소보

다 많은 양의 과일을 챙겨 먹고 수분 섭

취를 늘린다.

흉터 레이저 치료 후 원했던 흉터 개선은 크게 이루어지지 않고
볼에 레이저 자국처럼 가로로 줄이 여러 개 생겼다.

흉터 개선 치료법은 피부에 자극을 주어 새 살이 차오르게 하는 원리를 이용하지만 컨디션이 좋지 않아 피부 재생이 더딘 경우라면 피부에 준 자극이 흉터를 없애는 것이 아니라 색소를 만들 수도 있다. 흉터 치료 후에는 과로나 과음, 흡연 등을 피하고, 수면이 부족한 상태로 있어서는 안 된다. 또한 각질을 제거하거나 자극적인 음식을 먹는 등 피부에 자극이 되는 행동을 피해야 한다. 가로로 줄이 생기거나 격자무늬 모기장 같은 레이저 자국이 남을 경우 짧게는 1~2개월, 길게는 6개월 정도 지나면 사라진다.

안면 홍조를 개선하기 위해 레이저 시술을 받았더니
피부가 오히려 민감해져서 사소한 자극에도 붉어지고
피부가 더 건조해졌다.

레이저 후 민감해진 피부는 재생되기 전까지는 자극에 매우 약한 상태이므로 강한 직사광선이나 건조한 환경을 피하고, 매운 음식을 먹거나 과도하게 땀을 흘리는 것도 피해야 한다. 보습과 영양 관리에 중점을 두고 실내 습도를 적정하게 유지하며, 충분한 숙면과 휴식을 취해 안정을 유지한다. 피부가 건성인 경우 보습에 신경 쓰고 피부과에서 약처방을 받아 병행 치료해야 한다.

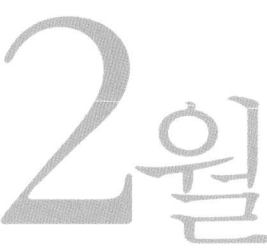

:: **f e b r u a r y**

" 겨울의 막바지,
속부터
차오르게!"

# 피부 탄력, 어떻게 되찾을까?

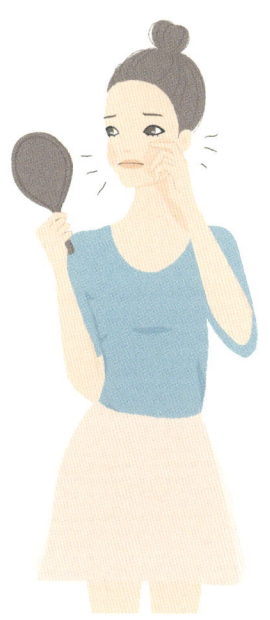

**Q** 뷰티박사님, 요즘 얼굴살이 빠지는 것 같아 고민이에요. 언니가 그러는데 그건 얼굴에서 살이 빠지는 게 아니라 탄력이 줄어들어서 볼살이 처지는 거래요. 그 말을 듣고 얼굴을 자세히 들여다보니 모공도 길쭉해진 것 같고, 눈꼬리도 처지기 시작하는 것 같아서 걱정이 이만저만이 아니에요. 전 이렇게 늙어가는 걸까요?

－대방동 베리뷰티

**A** 대방동 베리뷰티 님, 겨울철엔 바람이 많이 불고 공기도 찬데다 습도까지 낮기 때문에 건조해진 피부는 외부 저항에 약해져 탄력이 떨어지기 쉬워요. 게다가 피부가 늘어지지 않게 잡아주는 역할을 해 '세포 접착제'라고까지 불리는 콜라겐이나 엘라스틴이 줄어들어 피부는 중력의 방향대로 아래로 처지게 되지요. 얼굴살이

빠져 보이는 건 볼의 탄력이 줄었거나 피부 두께가 얇아져서 그렇게 보이는 것일 수도 있어요. 이때가 표정 주름이 생기기 시작하고 이중 턱이 생겨 얼굴선이 무너지기 시작하는 시기이니 더더욱 신경 써서 관리해야 해요. 피부 속부터 탄력을 업시켜 탱탱하고 건강한 피부를 가꿀 수 있도록 해야 합니다.

**Q** 피부 속부터 탄력을 업시킨다는 게 무슨 말인지 잘 모르겠어요.

**A** 피부 자체의 힘을 키워줘야 한다는 뜻이에요. 이미 푸석해지고 빛을 잃은 피부는 평소대로 기초 화장품을 바르는 것만으로는 재생되기가 어렵습니다. 그러니 피부 자체의 힘을 키워주는 스킨 케어 제품, 퍼밍이나 리프팅, 재생 등을 복합적으로 케어하는 에너지 크림 등으로 피부의 원래 힘을 되찾을 수 있도록 관리해주어야 합니다. 아직 나이가 젊을 경우에는 일시적으로 수분이 증발하고 피부세포의 생성이 저하되어 갑자기 피부가 푸석해 보이거나 처져 보일 수 있어요. 피부 탄력이 떨어지는 것도 80% 이상은 자외선이 원인이므로 겨울철이라도 피부가 자외선의 공격을 받지 않도록 외출하기 전에는 자외선 차단제를 꼼꼼히 발라주세요. 아침에 기초 화장품을 바르는 단계에서 데이 크림을 선택할 때도 자외선 차단 효과가 있는 제품을 바르는 것이 좋아요.

Q 아하, '피부의 힘이 차오른다'는 광고 카피가 그런 의미인 모양이군요. 그럼 기초 화장품을 리프팅과 재생 기능이 있는 고기능성 라인으로 바꿔줘야 할까요?

A 요즘엔 진피는 물론 피부 줄기세포에까지 초점을 맞춘 안티에이징 제품이 나오고 있어요. 기초라인 전부를 안티에이징으로 바꾸진 못하더라도 에센스와 나이트 크림 정도는 고기능성 안티에이징 제품을 장만해서 꾸준히 관리해주는 게 좋습니다. 탄력 저하가 오는 줄도 모르고 방심하고 있다 보면 바로 주름으로 이어질 수 있으니 평상시 아침저녁으로 에센스를 꾸준히 발라주는 관리가 필요하죠. 피부 재생이 가장 활발해지는 밤 시간 동안 재생을 도와줄 수 있도록 항산화 효과가 뛰어난 안티에이징 나이트 크림을 발라주면 다음날 아침에 생기와 탄력이 넘치는 피부를 느낄 수 있을 거예요. 앰플로 집중 관리하는 것도 좋은 방법입니다.

Q 저 어릴 때 엄마가 열심히 마사지하시는 모습을 본 기억이 나요. 엄마는 마사지 크림을 얼굴에 잔뜩 바르고 손으로 마사지하는 방법을 쓰셨는데, 그 방법을 써도 될까요?

A 세안을 하고 나서 바로 마사지를 하기보다는 탄력을 증가시켜주는 팩으로 먼저 관리해주는 게 좋아요. 간단하게 할 수

있는 건 아침저녁 세안 마무리 단계에서 1분 정도 더운물과 찬물을 번갈아 사용하는 온냉 마찰법으로 패팅해주는 방법이 있겠네요. 일 주일에 한두 번 정도는 보습과 탄력을 동시에 보강해주는 팩이나 마스크로 얼굴의 미세 탄력을 끌어올려주는데요, 이때 눈가나 목에 페이스 오일을 바른 후 팩을 하면 얼굴 전체가 탄력이 업되는 걸 느낄 수 있을 거예요. 스킨 케어 제품을 바를 때에도 눈주름과 팔자 주름 부위를 3~4회 눌러주는 지압 마사지를 병행해주세요. 그리고 손가락을 이용해 관자놀이와 턱을 꾹꾹 눌러준 후, 주먹을 쥐고 페이스라인을 바깥쪽에서 안쪽으로 튕기며 쓸어주세요. 눈과 뺨 주위는 안에서 밖으로, 턱은 아래에서 위로, 이마는 밑에서 위로 쓸어올리듯 마사지를 꾸준히 해주면 탄력 저하를 예방할 수 있답니다.

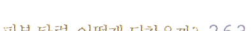

## 다이어트로 얼굴의 탄력을 잃었을 경우 도움이 되는 시술

**피부 영양 공급을 위한 더마셀** 탄력과 영양을 잃은 피부에 전기 이온 차이를 이용하여 각질층을 투과하기 힘든 비타민 C와 콜라겐, 항산화 성분을 침투시킨다. 건조하고 영양이 줄어든 피부에 효과가 있다.

**탄력 회복을 위한 뉴서마지** 피부의 탄력이 급격히 저하되면 눈 밑으로 그림자가 생기고 팔자 주름도 눈에 띈다. 진피층에 강한 고주파의 자극을 주어 느슨해진 탄력섬유를 자극시키고 콜라겐과 엘라스틴의 재생을 촉진하여 피부를 업시키는 데 효과적이다.

**늘어진 모공을 위한 폴라리스** 피부가 탄력을 잃으면 전에 보이지 않던 모공이 늘어져 눈에 띄게 된다. 고주파와 다이오드 레이저의 듀얼 레이저를 이용한 폴라리스는 모공을 수축시키고 진피층에 탄력을 주어 처진 살을 회복시켜주는 데 도움이 된다.

**눈에 띄는 잔잔한 눈가 주름, 이마 주름, 팔자 주름에 보톡스와 필러 시술** 갑자기 얼굴에 탄력을 잃으면 전에 없던 표정 주름이 심하게 보이며 팔자 주름이 깊어지기 마련이다. 눈가 주름, 이마 주름, 미간 주름의 경우 간단하게 보톡스 시술로 잔주름을 없애줄 수 있다. 깊어진 팔자 주름은 필러로 교정이 가능하다.

**급격하게 줄어든 볼살, 팔자 주름에 미세자가지방 이식** 짧은 기간의 무리한 다이어트는 얼굴의 볼살을 확 줄어들게 하는 요인이 된다. 눈 밑 볼살이 줄어들면서 광대뼈가 두드러져 보이고, 구강이 전보다 돌출되어 보이는 경우도 있다. 이때 복부나 허벅지의 지방에서 추출하여 눈 밑 꺼진 볼살과 팔자 주름, 이마에 자기의 지방을 이식하면 다이어트로 줄어든 볼살과 잃어버린 탄력을 회복할 수 있다.

# 겨울철 보디 케어, 몸도 탄력 있고 건강하게!

**Q** 뷰티박사님, 퇴근길에 찬바람을 맞다 보면 얼른 집에 들어가 뜨거운 물속에 몸을 담가야지 하는 생각밖에 안 나요. 저는 욕조에 물을 한가득 채워놓고 들어가는 걸 좋아하거든요. 그런데 매일매일 입욕을 하면 피부에 나쁘다거나 좋다거나 하는 영향이 있나요?

*– 신사동 버블버블*

**A** 신사동 버블버블 님, 추운 날에는 거품을 잔뜩 낸 따뜻한 물에 몸을 담그면 꽁꽁 얼어붙은 손과 발이 녹으면서 피로도 풀리게 되지요. 입욕을 하면 혈액순환이 활발해지고, 수축된 근육이 이완되며, 신체의 각종 장기에 산소와 영양이 공급되니까요. 입욕은 매일매일 하느냐보다 얼마나 오랜 시간 입욕하느냐가 문제인데, 더운 물에 지나치게 오래 몸을 담그고 있으면 과도한 땀 배출로 인한 탈수와 모공 확장, 혈압 상승 등이 일어나게 됩니다. 오히려 피로감이 증가하고 피부가 더욱 건조해질 수도 있지요. 따뜻한 물을 욕조에 받는 동안 수증기로 욕실을 덥혀두도록 하고 물 온도는 체온과 비슷하거

나 약간 높은 정도가 좋습니다. 혈압이 높은 편이라면 38~39도, 저혈압이라면 41~42도가 적당해요. 몸을 던지듯이 풍덩 담그지 말고 발과 다리에 물을 뿌려 온도를 체크한 다음 천천히 입수하는 게 좋아요. 또 입욕하는 동안 모발을 방치하면 케라틴이 손상되기 때문에 트리트먼트제를 바르고 수건이나 샤워캡을 써서 영양분이 흡수될 수 있도록 하세요.

**Q** 엄마는 욕조에 들어가면 심장이 두근거린다고 물을 가득 채우지 못하게 하세요. 듣자 하니 저희 엄마처럼 고혈압인 사람한테는 반신욕이 더 좋다고 하더군요. 전신욕과 반신욕의 장단점은 뭔가요?

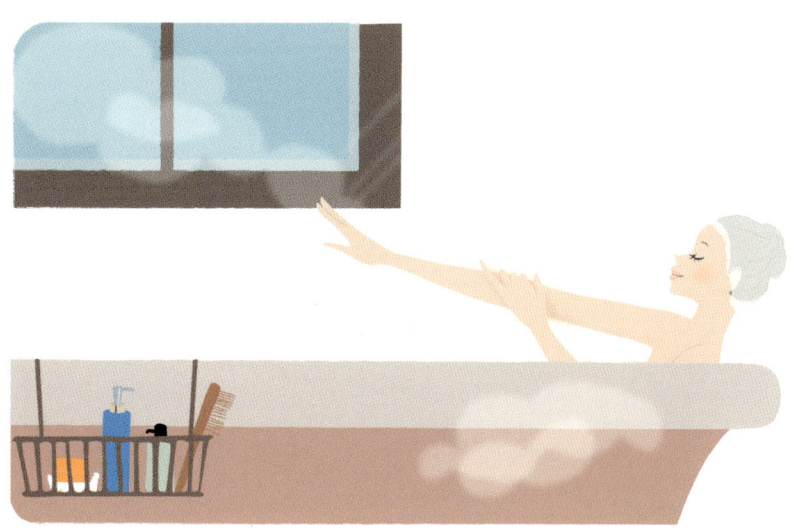

A  머리를 제외하고 몸 전체를 물속에 맡기는 전신욕은 근육을 이완시켜주는 효과가 높기 때문에 피로를 푸는 데 그만입니다. 물속에서 몸을 움직이면 부력과 마찰로 인한 마사지 효과도 볼 수 있고요. 하지만 수압이 높고 몸의 온도가 빠르게 상승하기 때문에 심장에 무리가 올 수도 있어요. 그러니 5분 이상 입욕하지 않는 게 좋고 몸을 씻을 때에도 부드러운 스펀지나 수건으로 몸을 마사지하듯 문지르고 보습제를 충분히 발라주는 게 좋아요. 반면 반신욕은 수압이 하체에만 가해지기 때문에 혈압을 낮추는 효과가 있어요. 혈압이 높은 사람들에게 좋은 목욕법이지요. 상체를 물에 담그지 않아 다소 한기를 느낄 수도 있기 때문에 어깨에 마른 수건을 걸치거나 따뜻한 물을 끼얹어주세요. 반신욕도 최대 20분을 넘기지 않는 게 좋고 체력이 약하다면 5분 정도 욕조에 들어갔다가 나와서 2분 정도 쉬는 식으로 반복하는 게 좋습니다. 반신욕이 끝나면 따뜻한 물로 가볍게 전신 샤워를 하고 물기를 닦은 뒤 상체는 얇게 하체는 두껍게 입으세요. 면양말을 신으면 따뜻한 기운을 오래 유지할 수 있으니 좋은 방법입니다.


Q  제 언니는 목욕탕의 후끈한 열기도 싫고 수증기도 답답하다며 대중목욕탕은커녕 집에서 입욕도 절대 하지 않아요. 샤워만으로는 각질이 충분히 불지 않을 텐데 몸에 각질이 남아 있고 그러진 않을까요? 피지도 잘 안 나올 것 같고요.

A 샤워가 입욕에 비해 각질 제거에 좋지 않다거나 그렇진 않아
요. 샤워도 입욕과 마찬가지로 너무 오래하면 피부 겉을 싸고
있는 지방막이 녹아 건조가 더 심해질 수도 있어요. 그러니 샤워 시
간은 10분 정도로 제한하는 게 좋고 샤워 후에는 보디 크림을 바른
뒤 오일을 한 번 더 발라 수분 증발을 막도록 해야 해요. 악건성 피부
라면 보디 클렌저를 생략하고 미지근한 물로만 씻어 피부를 보호하
는 게 좋고요. 지성 피부라면 일주일에 두 번꼴로 스크럽제를 사용하
고, 오일은 포도씨 오일을 사용하면 끈적임이 없어 좋습니다. 우유
목욕은 각질과 노폐물을 제거하고 피부 보습력을 강화시켜주는 효
과도 있기 때문에 피부 타입에 관계없이 인기가 있답니다.

Q 그런데 샤워기로 셀룰라이트를 없앨 수 있다는 게 정말이에요?

A 셀룰라이트는 노폐물과 물, 지방 등이 합쳐져 혈액순환이 원
활하지 않을 때 생성됩니다. 샤워기의 수압을 이용해 정맥 및
림프 배설 방향으로 쓸어주듯 마사지하면 셀룰라이트 제거에 도움
이 되지요. 쉽게 생각하면 심장 쪽으로 물줄기를 보내는 거예요. 하
체의 셀룰라이트를 없애려면 바닥에 앉아 심장보다 다리를 높이 두
고 심장을 향해 위로 쓸어 올리고요, 팔뚝이 고민이라면 팔을 높이
들고 다른 팔로 심장을 향해 쓸어내리듯 마사지하면 도움이 된답니
다. 샤워 후 피부가 건조한 상태로 방치되면 오히려 셀룰라이트가 쉽

게 쌓일 수 있으니 보습에 각별히 신경 써야 해요.

**Q** 몸도 몸이지만 겨울엔 두피까지 건조해져요. 없던 비듬도 생기고 요. 머리 감을 때 주의해야 할 점도 알려주세요.

**A** 겨울철에는 두피 건조로 인한 비듬과 가려움증이 심해질 수 있어요. 춥고 습도가 낮은 건조한 날씨 때문에 유수분 밸런스가 깨져서 생길 수도 있고요. 머리를 자주 감아 두피의 피지를 과하게 제거하거나 컨디셔너를 사용한 뒤 깨끗이 헹구지 않아 두피가 자극을 받는다면 더욱 심해질 수 있습니다. 우선은 두피에 수분을 풍부하게 공급해주는 샴푸와 린스를 사용해 건조함을 완화시킬 필요가 있어요. 그리고 비듬이 생겼을 때는 일주일에 2~3회 정도 비듬 전용 샴푸를 사용하고 평상시에도 순한 샴푸를 써서 두피에 가해지는 자극을 가급적 줄이는 노력을 해야 합니다. 샴푸 후에는 컨디셔너로 머리카락 끝부분을 집중적으로 마사지한 후 헹구면 푸석푸석해진 모발을 부드럽게 가꿀 수 있지요. 모발이 손상되었다면 자외선 차단제가 들어 있는 모발용 영양 화장품을 사용하고, 두피 마사지를 해주면 탈모 방지에도 도움이 됩니다.

**beauty tip!**

# 윤기 나는 머리카락을 위한 올바른 두피 관리법

● 끝이 뭉툭한 나무 브러시로 가볍게 머리카락을 빗어 먼지를
  제거한다.

● 두피 마사지 크림을 이용해 두피를 마사지한다.

● 저자극성 샴푸로 머리를 감는다. 청결 유지를 위해 비듬 샴푸도
  일주일에 1~2회 사용하는 것이 좋다.

● 건성 두피의 경우는 가능한 한 밤에 머리를 감고 두피 부분을 잘 건조시킨 뒤 잠자리
  에 든다. 머리카락을 말릴 때에는 마른 수건으로 꾹꾹 눌러 물기를 제거하고, 젖은 상
  태에서는 빗질하지 말고 자연 건조시킨다. 헤어드라이어를 사용할 때는 20~30cm
  정도의 거리를 유지한다.

● 머리카락을 완전히 말린 다음에는 에센스를 바르고 마사지를 해주면 각질
  과 가려움증을 없애고 모근을 튼튼하게 만들 수 있다.

● 브러시로 마사지하듯 머리 전체를 가볍게 툭툭 쳐주는 등의 알맞은
  자극을 주면 모근세포가 튼튼해지고 혈액순환이 촉진되어 모발 생성
  을 돕는다.

# 면역력 케어로 속까지 예뻐지자!

Q 뷰티박사님, 요즘 여기저기서 면역력이란 말을 많이 들어요. 얼굴에 여드름이 나도 면역력이 떨어져서 그렇다고 하고, 다크서클이 생겨도 면역력 때문이라고 하고, 쉽게 피로해지는 것도 면역력이 약한 탓이고… 대체 면역력 얘기가 왜 이렇게 많이 나오는 거죠?

－연신내 유리구슬

A 연신내 유리구슬 님, 현실을 돌아보면 과거에 비해 소득 수준도 향상되고 과학기술도 발전했지만, 과거에는 없던 문제점이 많이 나타나고 있는 걸 알 수 있습니다. 환경호르몬, 공해, 유전자 조작 식품 등과 같은 전에 없던 영양 문제와 과거에는 존재가 알려지지 않았거나 없었던 미생물이나 바이러스가 출현하는 경우도 많아졌지요. 여기에 현대인들의 고질적인 문제인 스트레스와 운동 부족, 흡연, 음주, 불규칙한 식생활 등으로 실제로는 과거에 비해 개별 영양 상태는 오히려 떨어져 면역 기능의 저하라는 문제가 자주 일어나고 있습니다. 면역 기능이 떨어지는 것을 우려하는 것은 특별한 증세

로 나타나기 때문이 아니라 이 때문에 질병에 걸리거나 트러블이 생기기 쉬운 상태에 놓이기 때문이에요.

Q 특별한 증세로 나타나지 않는다면 면역력이 떨어졌다는 걸 어떻게 알 수 있나요?

A 일반적인 감기나 계절성 독감에 잘 걸리고 입안이 잘 헐거나 입술이 갈라질 경우 면역력이 낮아졌다고 생각할 수 있어요. 충분히 잤는데도 피로가 풀리지 않거나, 술 마셨을 때 깨는 정도가 늦어지는 것도 면역력이 떨어졌음을 알려주는 지표가 되지요. 게다

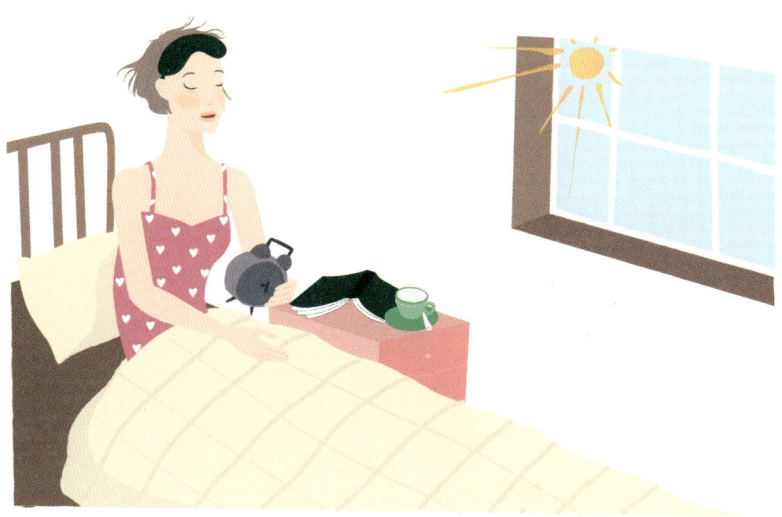

가 사람은 나이가 들면서 면역력이 떨어지기 때문에 면역계의 기능이 무질서해지면서 질병과 싸우려 하지 않거나 적군과 아군을 구별해내지 못하는 등 문제가 발생하지요.

Q 그러면 면역력을 높이기 위해서는 어떻게 해야 할까요?

A 우선 면역력을 떨어뜨리는 데 일조하는 좋지 않은 습관을 버리고 유해 인자에 노출되는 시간과 횟수를 줄여야지요. 학계에서는 운동과 식생활이 면역력과 깊은 관계가 있다고 보고 있어요. 그래서 면역력을 높이려면 우선 생활습관을 점검할 필요가 있지요. 규칙적인 생활을 하고 있는지, 숙면을 취하는지, 수분 섭취는 충분한지, 운동은 규칙적으로 하고 있는지, 긍정적인 사고방식을 가졌는지, 또 식사는 규칙적인지 등등 자신의 생활 전반을 돌아보고 부족한 점이 있다면 고쳐나가야 합니다. 특히 스트레스는 만병의 근원이기도 하고 면역을 떨어뜨리는 중요한 원인으로 작용하기 때문에 명상이나 웃음 치료, 취미생활 같은 것으로 스트레스를 완화시키는 노력을 할 필요가 있지요.

Q 규칙적인 생활이라는 게 사실 말처럼 그렇게 쉽지 않아요. 야근이 잦은 회사를 다니다 보니 더 그렇고요. 구체적으로 실천할 수 있는 방법을 알려주실 수는 없을까요?

A  스트레스에서 벗어나야 한다는 건 이미 말씀드렸고, 숙면과 운동도 언급했지요? 주 3~5회 정도로 규칙적인 운동을 하되, 유산소운동 30분, 근력운동 10~20분 정도로 병행해주면 좋습니다. 하지만 과도한 운동은 오히려 피로물질을 쌓이게 해서 몸을 산성화 시킬 수 있기 때문에 주의해야 하죠. 면역력도 떨어뜨리고요. 흡연이나 과음을 피하고 식사는 거르지 않되 가능한 한 적게 먹고 양질의 단백질과 비타민, 미네랄이 많이 든 식품으로 구성해야 합니다. 패스트푸드나 인스턴트 식품, 향신료가 들어 있는 음식은 피하시고요. 식단으로 해결되지 않는다면 비타민 C, 비타민 B군, 비타민 E를 서플먼트로 보충해주도록 하세요. 정기검진으로 자신의 건강 상태를 정기적으로 확인하는 것도 잊지 마세요.

Q  먹으면서 실천하는 건 잘할 수 있을 것 같아요. 면역력 증가에 좋은 음식을 좀 더 자세히 알려주세요.

A  된장이나 청국장, 김치 같은 발효 음식은 항암 효과도 있고, 항산화작용을 한다는 게 입증된 좋은 식품입니다. 현미, 수수, 보리, 기장, 메밀 같은 잡곡류는 성인병이나 골다공증 예방, 콜레스테롤 저하 등에 좋으니 흰쌀밥이 아니라 잡곡밥을 먹는 습관을 들여야 해요. 바나나는 백혈구의 수와 기능을 증가시켜 면역력을 강화하는 효과

를 내고 녹황색 채소는 몸에 유해한 활성산소의 발생과 작용을 억제하는 데 도움을 주지요. 채소나 과일을 고를 때 좀 더 화려하고 다양한 색깔의 것을 골라 먹는 습관을 들이면 오랫동안 젊음을 잃지 않고 건강을 유지할 수 있어요. 또 암세포의 증식과 발현을 방해하는 버섯류도 좋습니다.

beauty tip!

# 면역력 자가진단 체크리스트

○ 하루 중 대부분의 시간 동안 피로감을 느낀다.

○ 피부 잡티가 많아지고 염증이 자주 생긴다.

○ 저녁이 되면 몸이나 얼굴이 자주 붓는다.

○ 감기에 쉽게 걸리고 잘 낫지 않는다.

○ 음식 때문에, 혹은 알 수 없는 이유로 알레르기 반응이 자주 발생한다.

○ 근육에 힘이 없고 쉽게 지친다.

○ 목 주위 임파선이 자주 붓는다.

○ 상처가 잘 생기고 잘 낫지 않는다.

○ 자고 일어나도 개운하지 않다.

○ 피부가 건조하고 가려움증을 자주 느낀다.

○ 머리카락이 많이 빠진다.

○ 아무 이유 없이 체중 변화가 일어난다.

○ 자주 머리가 아프고 어지럽다.

○ 지치고 세상 일에 관심이 없다.

○ 심한 스트레스를 받으면 병을 앓거나 자리에 드러눕는 일이 많다.

○ 이유 없이 불안하고 짜증이 나며 집중이 잘 안 된다.

○ 인스턴트 식품이나 커피, 술을 즐긴다.

○ 식사를 거르는 경우가 많다.

○ 일주일에 30분 이상 운동하는 날이 이틀 이하이다.

(체크한 항목이 많을수록 면역력이 저하되어 있다는 증거이다.
항목의 수가 10개 이상이면 특별한 관리가 필요하다.)